Alzheimer Kranke

VERSTEHEN BETREUEN BEHANDELN

RATGEBER
FÜR FACHLEUTE, ANGEHÖRIGE
UND HELFER

J. D. Fischer
G. Schwarz

AGJ-Verlag Freiburg im Breisgau

Nr. 17
der Schriftenreihe

der Arbeitsgemeinschaft
für Gefährdetenhilfe und
Jugendschutz
in der Erzdiözese Freiburg e.V.
(AGJ)

Oberau 21, 79102 Freiburg i. Br.

Lektorat
K.-J. Reinbold
J. Krössing

Erste Auflage 1993
Zweite, völlig neubearbeitete und erweiterte Auflage

ISBN 3-924645-27-2

Fotosatz Pfander, 79106 Freiburg
OFFSETDRUCK VOLLMER + END, 77966 Kappel-Grafenhausen

Inhalt

Hinweis
Falls Sie in erster Linie daran interessiert sind, etwas über die Krankheitszeichen, den Verlauf der Krankheit und die Betreuung zu erfahren, schlagen wir Ihnen vor, sich zunächst auf das Lesen der Kapitel I.4, II, III, IV zu beschränken. Die anderen Kapitel enthalten vertiefende Informationen aus der Grundlagenforschung sowie zu Therapie- und Betreuungsansätzen.

Vorwort des Herausgebers

Der vorliegende Titel „Alzheimer-Kranke verstehen – betreuen – behandeln" erscheint in zweiter, völlig überarbeiteter und wesentlich erweiterter Auflage. Die außerordentliche Resonanz, die die erste Auflage dieses populärwissenschaftlichen Ratgebers erfahren hat, resultiert nicht nur aus dem in der Öffentlichkeit gewachsenen Interesse am Thema Alzheimer-Erkrankung. Die Autoren, Fachleute mit langjähriger Erfahrung im Umgang mit der Alzheimer-Erkrankung, haben auf der Grundlage des aktuellen Wissenstandes ein schwieriges und komplexes Thema umfassend, fachlich prägnant und in allgemeinverständlicher Sprache abgehandelt.
Der Verlauf der Erkrankung, auch in seiner Auswirkung auf die soziale Umgebung, die Möglichkeiten der Diagnose und der medikamentösen Therapie bis hin zur ambulanten und stationären Betreuung und ihren Besonderheiten werden ausführlich und an vielen Praxisbeispielen dargestellt. Rechtliche und finanzielle Fragen und Antworten um die Demenzerkrankung beschließen das Buch.
Allen, die Alzheimer-Kranke betreuen, auch den professionellen Helfern, bietet dieser kurzgefaßte Ratgeber wertvolle Instruktionen und schnelle Auskünfte, die ein mühsames Nachsuchen und Sammeln in der umfangreichen Fachliteratur ersparen. Damit empfiehlt er sich auch als Lehrmittel für den Unterricht.

Freiburg i. Br., im September 1999 KLAUS-JÜRGEN REINBOLD

Vorwort zur zweiten Auflage

Sechs Jahre nach Erscheinen der ersten Auflage der vorliegenden Broschüre hat die Thematik „Alzheimer-Krankheit" nichts an Brisanz eingebüßt, sie hat sich statt dessen in einer älter werdenden Gesellschaft verstärkt. Wie bereits im Vorwort zur ersten Auflage prognostiziert, hat die Zahl der Erkrankten (durch die stetige Zunahme des Bevölkerungsanteils der über 65jährigen) zugenommen und wird in den Jahren bis 2040 in Deutschland auf wahrscheinlich 1,5 bis 2 Millionen ansteigen.

Die öffentliche Aufmerksamkeit für das Thema „Alzheimer" mit all seinen Folge- und Versorgungsproblemen hat sich in den vergangenen zwei, drei Jahren auffällig intensiviert, wie kontinuierliche und zahlreiche Berichte in den verschiedenen Medien belegen. Diese „Hoffähigkeit" des Themas führte jedoch leider nicht zwangsläufig zu einer Verbesserung der Situation der Betroffenen und ihrer Familien. Das Versorgungssystem in Deutschland im Bereich der Gesundheits- und Altenhilfe hat bezüglich der Demenzproblematik einen großen Aufholbedarf, sei es im Bereich der ärztlichen Frühdiagnostik, der Entlastung und Unterstützung der pflegenden Angehörigen oder in der Schaffung angemessener Wohnmöglichkeiten für Erkrankte im fortgeschrittenen Krankheitsstadium, die nicht mehr zu Hause leben können. Den Autoren ist erneut dafür zu danken, daß eine so umfangreiche und gleichzeitig übersichtliche Broschüre in überarbeiteter zweiter Auflage vorliegt, die sehr verständlich, einfühlsam und umsichtig die umfassende Problematik erfaßt und beschreibt. Allen professionell in der Therapie, Betreuung und Versorgung von Demenzkranken Tätigen, aber auch gerade den Familien und Angehörigen der Erkrankten liefert die Broschüre wichtige Informationen und Gedanken zum Verständnis der Krankheit und des Erkrankten. Mit diesen sowie mit weiteren breitgefächerten, der Komplexität der Problematik gerecht werdenden Hinweisen wird den genannten Zielgruppen eine wichtige Hilfe – u.a. zur Bewältigung des Alltags – zur Verfügung gestellt.

Es bleibt zu hoffen und zu wünschen, daß die in der Bundesrepublik Deutschland zunehmenden intensiven Bemühungen zur Verbesserung der Situation der Erkrankten und ihrer Familien auch dazu führen werden, daß die in der vorliegenden Broschüre beschriebenen Therapie-, Unterstützungs- und Versorgungsmöglichkeiten, die momentan nur an einigen Orten und für wenige verfügbar sind, in absehbarer Zukunft in der gesamten Bundesrepublik Deutschland Standard werden.

Deutsche Alzheimer Gesellschaft e.V. SABINE TSCHAINER
Nürnberg, im Mai 1999

Vorwort zur zweiten Auflage

Nicht erst wenn die Diagnose Alzheimer-Krankheit zur Gewißheit geworden ist, sondern bereits beim Verdacht auf die Erkrankung ist es an der Zeit, dieses Buch in die Hand zu nehmen. Die Alzheimersche retrograde Amnesie, dieses krankhafte Vergessen und alles damit verbundene Leid, wird uns alle erreichen – wir müssen nur alt genug werden! Was dann sinnvollerweise wie getan werden sollte und was besser unterbleiben sollte, kann der völlig überarbeiteten Neuauflage dieses Buches entnommen werden. Ein Buch, das einfühlsam und kenntnisreich vermittelt, daß jeder Alzheimer-Patient sein Leiden auf eine persönliche Weise erlebt. Dies wird verständlich, wenn wir erfahren, daß die Nervenzellkontakte eines jeden Gehirns auf einzigartige Weise verknüpft wurden und daß die Alzheimer-Krankheit diese Kontakte und damit unser Gedächtnis nur auf eine ebensolch individuelle Weise langsam zugrunde richten wird. Die Autoren belegen dies mit gut ausgewählten Beispielen und kommentieren diese in Form von Empfehlungen, die eine reiche Erfahrung im Umgang mit der Alzheimer-Krankheit erkennen lassen. Diese Neuauflage vermittelt auch den Zugang zum Verständnis der Krankheit aus der Sicht der Wissenschaft, zur sinnvollen medikamentösen und nicht-medikamentösen Therapie und gibt einen Überblick über Medikamente und neue Wege in der Betreuung Demenzkranker. Abschließend werden rechtliche Fragen ebenso kompetent beleuchtet wie in den vorliegenden Kapiteln das Wissen über die Alzheimer-Krankheit und das liebevolle und umsichtige Betreuen von Patienten. Wer dieses Buch in die Hand nimmt, wird reich belohnt, sei er pflegender Angehöriger oder Pflegender aus Profession. Im Interesse der vielen Patienten würde es mich außerordentlich freuen, wenn dieses Buch auch viele aufmerksame Leser fände.

Heidelberg, im Juni 1999 KONRAD BEYREUTHER

Vorwort zur ersten Auflage

Die Demenz ist unabänderliches Schicksal für 5% der über 65jährigen und für 20-30% der über 80jährigen. Die häufigste Ursache für Demenzerkrankungen ist die Alzheimer-Krankheit. 1980 waren 1,5 Millionen, das sind 2,4% der Bevölkerung der damaligen Bundesrepublik Deutschland, älter als 80 Jahre, doppelt soviel wie 1950. Waren es 1960 noch 6,2 Millionen über 65jährige, so werden es im Jahr 2000 auf dem Gebiet der alten Bundesrepublik ca. 9 Millionen sein.
Die Demenzerkrankungen und insbesondere die Alzheimer-Krankheit stellen aufgrund dieser Bevölkerungsentwicklung ein immer größer werdendes Problem dar, und zwar in sozialer wie auch in ökonomischer Hinsicht, sowohl für den einzelnen als auch für die Gesellschaft.
Dabei ruht die Hauptlast der Versorgung auf den Angehörigen, meist den Ehefrauen, Töchtern, Schwiegertöchtern, und dann auf den in der Altenpflege Tätigen. Beide Gruppen, Laien und professionelle Helfer, letztere oft schlecht ausgebildet und ungenügend vorbereitet auf ihre schwere, langfristig wenig erfolgreiche Arbeit, sind meist allein gelassen. Nicht selten entlädt sich die daraus resultierende Frustration in gegenseitigen Schuldzuweisungen.
Die vorliegende Broschüre richtet sich ausdrücklich an Laien, Altenpfleger und andere in der Pflege Tätige. In klarer, allgemein verständlicher Sprache stellen die Autoren den gegenwärtigen Wissensstand über die Alzheimer-Krankheit dar, ebenso die zugehörigen differentialdiagnostischen Überlegungen. Anhand vieler praktischer Beispiele aus dem klinischen und ambulanten Alltag sowie aus Weiterbildungsveranstaltungen werden Grundsätze und konkrete Handlungsanweisungen für die Betreuung Alzheimer-Kranker erarbeitet. Dabei stellen die Autoren sowohl die Belange der Kranken selbst als auch der Angehörigen und der professionellen Helfer einfühlsam, manchmal aber auch provozierend dar. Dies geschieht nicht ohne Kritik an der mangelnden Kenntnis mancher „Fachleute" und dem oft zu beobachtenden diagnostischen und therapeutischen Nihilismus gegenüber Alterspatienten mit anschei-

nend hirnorganischen Veränderungen. Die aus der konkreten Praxiserfahrung resultierenden Überlegungen und daraus erarbeiteten Verhaltensregeln sind – wie ausdrücklich betont – nicht als Rezepte verwendbar. Der Text soll vielmehr dazu anregen, sich selbst in kreativer und produktiver Weise mit den bei der Betreuung Alzheimer-Kranker auftretenden Schwierigkeiten auseinanderzusetzen und Hilfsangebote nutzen zu lernen, um schließlich Resignation, Einsamkeit und Verzweiflung im Dialog mit kompetenten Helfern und anderen Betroffenen zu verhindern, zu bewältigen und möglichst durch Hoffnung und Zuversicht zu ersetzen. Dazu gehört auch, die eigenen Grenzen kennen- und respektieren zu lernen.
Ziel der Broschüre ist es somit, Wege aufzuzeigen, die die Lebensqualität aller Beteiligten, der Erkrankten, der Angehörigen und der anderen Helfer, verbessern können.

Stuttgart, im Januar 1993 K.-L. Täschner

Danksagung der Autoren

Unser Dank gilt Herrn Professor Dr. Konrad Beyreuther für seine wohlwollende Ermunterung und Durchsicht des Manuskripts, Herrn Notar Bernhard Wiesmann für seine kritischen Anmerkungen zu rechtlichen Fragen der Betreuung und der Vorsorgevollmacht, Frau Dr. Barbara Romero für ihre Anregungen für die Gestaltung des Kapitels über Selbsterhaltungstherapie, im besonderen Frau Ute Lämmle für ihre unermüdliche Bereitschaft, Änderungen im Manuskript vorzunehmen und nicht zuletzt Heidi und Ilona, unseren Ehefrauen, für ihre gelassene Haltung, wenn wir wieder einmal nach Mitternacht von der Arbeit an der vorliegenden Broschüre nach Hause kamen.

I. Aktueller Wissensstand

1. Häufigkeit und volkswirtschaftliche Bedeutung der Alzheimer-Krankheit

Die Alzheimer-Krankheit gehört zur Gruppe der Demenzerkrankungen. Darunter werden alle körperlich bedingten Erkrankungen verstanden, die mit einem Nachlassen und Verfall geistiger und anderer Fähigkeiten verbunden sind. Oft werden diese Demenzerkrankungen oberflächlich und unangemessen als HoPs (**H**irn**o**rganisches **P**sycho**s**yndrom) bezeichnet. Ca. 1,2 Millionen Menschen sind in Deutschland an einer Demenz erkrankt, davon fast 1 Million an einer Alzheimer-Demenz.
Wie Abbildung 1 zeigt, treten die Demenzerkrankungen insgesamt mit zunehmendem Alter immer häufiger auf. Nur 3%-5% der Erkrankten sind jünger als 60 Jahre.

Abb.1 **Häufigkeit der Demenz bezogen auf unterschiedliche Altersklassen.**

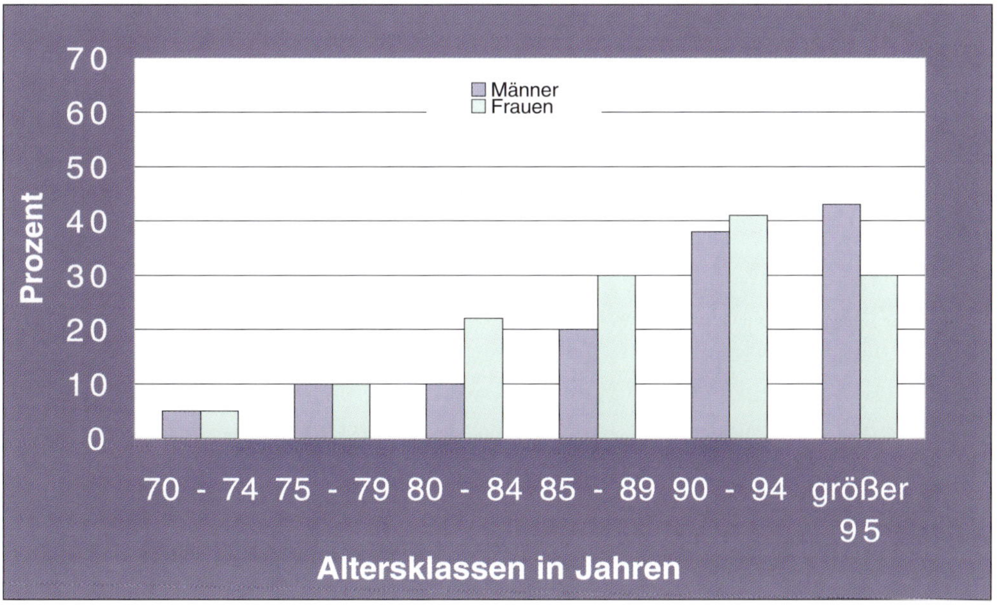

Das unterschiedlich häufige Auftreten von Demenzerkrankungen bei Frauen und Männern in verschiedenen Altersstufen hat vielfältige Gründe, die noch nicht endgültig aufgeklärt sind.
Nach Untersuchungen in den USA sind Demenzerkrankungen dort die vierthäufigste Todesursache. In Deutschland war bei 200.000 von 700.000 Todesfällen im Jahr eine Demenz zu diagnostizieren.
Betrachtet man die Bevölkerungsentwicklung in der Bundesrepublik Deutschland, so hat sich der Anteil der über 65jährigen in unserer Bevölkerung in den letzten 40 Jahren verdoppelt und wird, wie Abbildung 2 zeigt, weiter zunehmen.

Abb. 2 **Bevölkerungsentwicklung in Deutschland.**

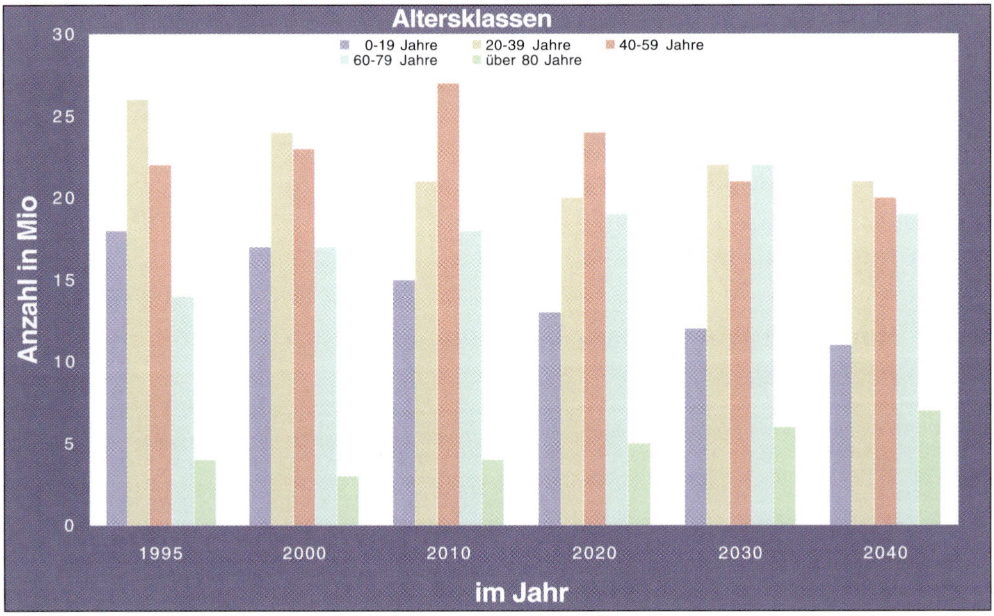

Damit vergrößert sich voraussichtlich die Zahl der Demenzkranken, da das Erkrankungsrisiko für Alzheimer-Krankheit jenseits des 70. Lebensjahres erheblich steigt. Von 100 Menschen, die das 80. Lebensjahr erreichen, erkranken im Jahr ihres Geburtstages 20 neu an einer Demenz. Es ist davon auszugehen, daß insgesamt 90 % aller 100jährigen demenzkrank sind.
Etwa 2 % der über 65jährigen sind an einer leichten, ca. 6 % an einer mittelschweren Demenz erkrankt, ca. 17 % leiden unter kognitiven

Einbußen, d.h. an Merkfähigkeits- und Konzentrationsstörungen. Letztere erfüllen jedoch nicht die Kriterien für die Diagnose einer Demenz. Daraus folgt, daß immerhin 3/4 der über 65jährigen keine Störungen in der geistigen Leistungsfähigkeit aufweisen.

Bei Zunahme der Alleinlebenden bzw. Einzelhaushalte drängt sich die Frage auf, wer anstelle der Familie sich in Zukunft um die alten und kranken Menschen in unserer Gesellschaft kümmert. Wir gehen davon aus, daß ca. 2/3 aller Demenzkranken von den Angehörigen gepflegt werden, zum Teil unter Inanspruchnahme von ambulanten Pflegediensten. 20-30% der Dementen werden jährlich in ein Heim aufgenommen, so daß letztlich bereits 2/3 der in Pflegeheimen versorgten Menschen an einer Demenz leiden.

Die Demenz ist die häufigste Ursache für die Aufnahme in ein Pflegeheim. Im Durchschnitt leben diese Kranken ca. zweieinhalb Jahre bis zu ihrem Tod im Heim.

Nach dem Gesundheitsbericht für Deutschland des Statistischen Bundesamtes (1988) betragen die sogenannten direkten Krankheitskosten für Demenzen jährlich ca. 6,5 Milliarden DM. Die gesamten volkswirtschaftlichen Kosten für die Versorgung von Demenzkranken wurden 1995 auf 70 Milliarden DM geschätzt.

Modellrechnungen zu diesen Kosten der Versorgung von Demenzkranken gehen davon aus, daß durch gezielte Therapien der Demenzerkrankungen jährlich zwischen 2 und 6,5 Mrd. DM in den nächsten zehn Jahren in der Bundesrepublik Deutschland eingespart werden könnten. Einer rechtzeitigen Diagnose einer Demenz und damit der Einleitung spezieller Therapien kommt damit eine ganz besondere – nicht nur individuelle, sondern auch volkswirtschaftliche – Bedeutung zu. Bedenkt man, daß durch eine angemessene Diagnostik und Therapie die stationäre Pflegebedürftigkeit oder Heimaufnahme bis zu einem Jahr aufgeschoben werden kann, so errechnet sich bei den derzeitigen Heimkosten für einen einzigen Patienten bereits eine Einsparung von ca. 60.000 DM.

Wird heute manchmal darüber diskutiert, daß Medikamente zur Behandlung der Demenz oder ihrer Begleitsymptome zu teuer seien, so muß dies in Beziehung zu den möglichen Einsparungen im Bereich der Pflegekosten und weiterer daraus folgender Kosten gesetzt werden.

2. Ähnliche Erkrankungen Diagnose und Differentialdiagnose der Alzheimer-Krankheit

Die Alzheimer-Krankheit [manchmal noch als senile Demenz vom Alzheimertyp (SDAT) bezeichnet] gehört, wie erwähnt, zur Gruppe der dementiellen Erkrankungen oder Demenzen. Sie ist bei den über 65jährigen die häufigste Demenzform (Abb. 3).

Abb. 3 **Verteilung der Demenzformen.**

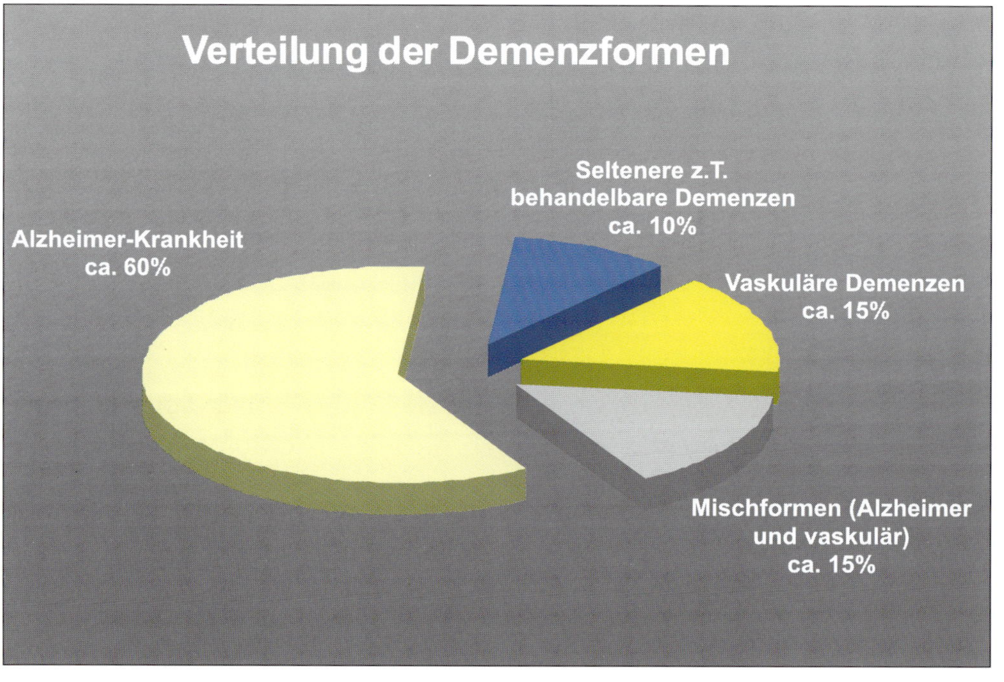

Die zweithäufigste Form sind vaskuläre, d.h. gefäßbedingte Demenzen, die oft als Multiinfarktdemenzen (MID) bezeichnet werden, da diese Erkrankungen hauptsächlich durch eine Vielzahl kleinerer Infarkte (Gefäßverschlüsse) im Gehirn hervorgerufen werden. Mischformen beider Erkrankungen treten bei ca. 15% der Erkrankten auf. Die restlichen etwa 5% bis 10% setzen sich aus verschiedenen, zum Teil sehr seltenen Erkrankungsformen zusammen, die jedoch bei rechtzeitiger Diagnostik oft erfolgreich zu behandeln sind (Tab. 1).

Tab. 1 Relativ häufige behandelbare Bedingungen, die eine Demenz auslösen, verursachen oder verstärken können

1. **Strukturveränderungen im Gehirn**
   - Chronische Subdurale Hämatome (Einblutungen zwischen Schädelknochen bzw. Knochenhaut und Gehirn)
   - Hirntumoren
   - Normaldruck-Hydrozephalus
   - „Sensorische Deprivation" (z.B. Hörstörungen)
2. **Infektionskrankheiten**
   - des Gehirns
   - des Körpers allgemein
3. **Stoffwechsel- und hormonelle Erkrankungen**
   - Störungen des Salz- und Wasserhaushaltes (Austrocknung; Natrium-, Kalium-, Calciumhaushalt)
   - Schilddrüsenerkrankungen
   - Zuckerkrankheit (Über-, Unterzuckerung)
   - Erkrankungen der Nebenschilddrüse
4. **Ernährungsstörungen**
   - Vitamin B_{12}-, B_1-, Folsäuremangel
5. **Herz-Kreislauf-Erkrankungen**
6. **Lungenerkrankungen**
7. **Autoimmunerkrankungen und andere systemische und generalisierte Erkrankungen**
   - z.B. Lupus erythematodes
   - z.B. Arteriitis cranialis (temporalis)
8. **Medikamente in Überdosierungen, manchmal auch in therapeutischen Dosierungen**
   - Digitalis
   - Beruhigungs- und Schlafmittel; Neuroleptika
   - Blutdrucksenkende Mittel
   - Chemotherapie
   - Antiepileptika
9. **Drogen**
   - Alkohol
   - Illegale Drogen
10. **Chronische Vergiftungen mit Metallen, Industriechemikalien**
11. **Psychische Faktoren**
    - Streß, Depressionen, anderes

Circa jeder zehnte dementiell Erkrankte kann also medizinisch ursächlich behandelt werden, mit zum Teil guten bis sehr guten Erfolgsaussichten. Ursache einer behandelbaren Demenz sind zum Beispiel der Normaldruck-Hydrozephalus, der durch eine übermäßige Zunahme der Hirnflüssigkeit entsteht und durch das Anlegen eines Shunts (Ventils) behandelt werden kann. Weitere häufige Ursachen sind Fehlfunktionen der Schilddrüse, raumfordernde Prozesse im Gehirn, wie Tumoren oder Blutungen, Entzündungen, Infektionskrankheiten, Herz-Kreislauf-Erkrankungen, aber auch chronische Vergiftungen, z.B. durch Medikamente, Alkohol oder Drogen.
Das Auftreten von Symptomen einer Demenz ist deshalb stets Anlaß einer gründlichen medizinischen, sowohl psychiatrisch-neurologischen als auch internistischen Diagnostik.

2.1. Diagnostische Maßnahmen

Gründliche Untersuchungen bei allen alten Menschen mit dementiellen Symptomen sind deshalb nicht nur im Einzelinteresse, das heißt, aus der

Tab. 2	**Unentbehrliche Untersuchungen zur Diagnose und Differentialdiagnose der Demenz**
	• Anamnese und Fremdanamnese einschließlich Medikamentenanamnese und gegebenenfalls Anamnese bezüglich des Ausgesetztseins von Giften • Erhebung eines differenzierten psychopathologischen Befundes, eventuell mit standardisierten Leistungsmeßverfahren • Gründliche Erfassung der Lebensgeschichte und der beruflichen und sozialen Vorgeschichte (Sozialanamnese) • Gründliche körperliche, internistische und neurologische Untersuchung, Laboruntersuchungen: Blutbild, Salze im Blut, Blutzuckertagesprofil, Leberwerte, Nierenfunktionswerte, Vitaminblutspiegel, Schilddrüsenwerte, Fettwerte im Blut, eventuell Medikamentenblutspiegel und Untersuchung auf Drogenkonsum • Luesserologie (Antikörper gegen Syphiliserreger) • Elektrokardiogramm (EKG) • Craniales Computertomogramm (cCT) oder Kernspintomographie (NMR) • Bei besonderen Fragestellungen weitere technische Untersuchungen

Sicht des betroffenen Menschen gerechtfertigt, sondern volkswirtschaftlich notwendig. Die Pflegekosten für einige wenige Erkrankte, die bei richtiger Diagnose erfolgreich behandelt würden, sind insgesamt wesentlich höher als die Kosten für gründliche diagnostische Untersuchungen bei allen Patienten mit dementieller Symptomatik (Tab. 2).

Grundlage einer Diagnose und Differentialdiagnose der Demenz sind zunächst die sorgfältige Erhebung einer Anamnese und Fremdanamnese, d. h., die Patienten selbst und ihre Angehörigen werden nach der Entwicklung der Krankheit und der Lebensvorgeschichte befragt. Dabei muß geduldig und genau auch scheinbar Nebensächliches, wie der konkrete Tagesablauf oder Veränderungen in der Umgebung und vieles mehr erfragt und berücksichtigt werden. Auch die Lebensgeschichte (Biographie) und die soziale Situation bzw. deren Veränderungen sind diagnostisch, aber auch für die Behandlung von Bedeutung.

Eine gezielte, ausführliche Erhebung des psychopathologischen Befundes (Feststellen der derzeitigen seelischen und geistigen Krankheitssymptome), eventuell mit standardisierten psychologischen Untersuchungsverfahren, ist ebenso unerläßlich wie der Versuch, die Gesamtpersönlichkeit mit ihren ihr eigenen Problemlösungsstrategien zu erfassen. Rückschlüsse auf die ursprüngliche Persönlichkeit, die Primärpersönlichkeit, ergänzen das Bild und erlauben eine sinnvolle Behandlungsplanung und eine bessere prognostische Einschätzung.

Eines der am häufigsten verwendeten Meßverfahren für die geistige Leistungsfähigkeit bei Demenzen ist der Mini-Mental-State-Test (MMST). Der Test ist allerdings nicht zur Diagnose früher, geringgradig ausgeprägter Störungen des Gedächtnisses bzw. der Denkleistung geeignet. Ein außerordentlich praktikabler und schnell anwendbarer Test ist der „Uhren-Zeichnen-Test". Dabei wird der Patient aufgefordert, in einem Kreis die zwölf Zahlen einer Uhr korrekt zu plazieren, korrekt zu numerieren und eine korrekte Zeigereinstellung für eine vorgegebene Uhrzeit vorzunehmen. Ebenfalls gut einsetzbar und auswertbar ist der NOSGER (**N**urses **O**bservations **S**cale for **Ger**iatric Patients). Dieser Fragebogen kann von Betreuenden bzw. Angehörigen ausgefüllt werden und gibt standardisierte Informationen zu Gedächtnis, Stimmung, zu den Alltagsaktivitäten und zum sozialen Verhalten des Betreuten.

Auch Selbstbeurteilungsfragebogen, insbesondere zur Stimmung, können zusätzlich hilfreich sein, so z. B. der **N**ürnberger **A**lters**f**ragebogen (NAF).

All diese Informationen können jedoch nur im Zusammenhang mit einer gründlichen Untersuchung des gesamten Körpers, sowohl internistisch als auch neurologisch, sinnvoll gewertet werden. Eine vertrauensvolle konstruktive Zusammenarbeit von Ärzten verschiedener medizinischer Fachdisziplinen ist daher für die Diagnostik oft unerläßlich.

Eine Reihe von Laboruntersuchungen sind mittlerweile Standard in der gerontopsychiatrischen und damit auch in der Demenzdiagnostik. Es gehören hierzu die differenzierte Betrachtung des Blutbildes, die Bestimmung des Blutzuckers, der Salze im Blut (Elektrolyte), der Nieren- und Leberfunktionswerte sowie die Bestimmung der Schilddrüsenhormone, der Folsäure und des Vitamins B_{12} im Blut, außerdem die Untersuchung der Lues-Reaktion (TPHA) und gegebenenfalls auch die Untersuchung auf eine HIV-Infektion (AIDS), insbesonders bei jüngeren Patienten.
Jeder der obengenannten Laborwerte kann, bei pathologischer Abweichung vom Normalwert, konkrete Hinweise auf möglicherweise behandlungsfähige Ursachen liefern und damit bei frühzeitiger Diagnose Grundlage für eine gezielte Therapie eines Demenzsyndroms sein. Bei speziellen Störungen und Fragestellungen sind eventuell weitere gezielte Laboruntersuchungen notwendig.

Neuerdings kann die Suche nach den sogenannten Tau-Proteinen (bestimmte Eiweißstoffe) im Liquor (Hirn- und Rückenmarksflüssigkeit) in der Frühdiagnose der Alzheimer-Krankheit nützlich sein, insbesondere bei gleichzeitigem Einsatz der hirnbildgebenden Verfahren Positronenemissionstomographie (PET) oder Single-Photon Emissionstomographie (SPECT). Neuere Untersuchungen weisen darauf hin, daß die Bestimmung anderer Eiweißstoffe und deren Verhalten im Liquor, z. B. Abbildung 42, noch zuverlässigere Hinweise gibt als die Bestimmung des Tau-Proteins. Diese Untersuchungen werden jedoch wegen ihres hohen

Aufwandes und ihrer noch nicht bestätigten Aussagekraft bislang gewöhnlich nur im Forschungsbereich durchgeführt.

Die craniale Computertomopraphie (cCT) kann dagegen mittlerweile als Routineuntersuchung beim Verdacht auf dementielle Prozesse betrachtet werden. Hiermit können auf röntgenologischem Weg bei relativ geringer Röntgenbelastung Schnittbilder des Gehirns angefertigt werden. Hirnschwund, Durchblutungsstörungen, wie Infarkte (Schlaganfälle), Blutungen sowie Tumoren und, seltener, Entzündungen können damit sichtbar gemacht werden.

Weitaus aufwendiger, aber auch meist ergiebiger, d.h. aussagefähiger, sind Verfahren wie die Kernspintomographie (NMR). Noch aussagefähiger, insbesondere für die Frühdiagnostik, könnte das funktionelle NMR werden.

Bisher sind die Positronen-Emissionstomographie (PET) und die Single-Photon-Emissionstomographie (SPECT) fast ausschließlich wissenschaftlichen Fragestellungen vorbehalten, da sie sehr teuer und noch sehr selten in der Diagnostik verfügbar sind. Die Rolle der PET in der Frühdiagnose wurde in der letzten Zeit unterstrichen durch den Nachweis von Auffälligkeit bei Patienten mit Alzheimer-Risiko, die z.B. ein bestimmtes Gen (E4-Allel des Apolipoproteins) besitzen.

Das EEG (Elektroenzephalogramm) und andere neurophysiologische Untersuchungen, wie z.B. Evozierte Potentiale (EP), können Hinweise auf Anfallsleiden, Tumoren, Durchblutungsstörungen oder gar entzündliche Prozesse im Gehirn liefern. Das EEG gehört meist zur Routinediagnostik, wenn es auch im Hinblick auf eine Demenzdiagnostik bei einer bloßen Routineauswertung wenig aussagefähig und wegen der Dauer der Untersuchung für Alzheimer-Kranke belastend ist.

Weniger belastend für (Demenz-)Patienten sind die Doppler-Sonographie der hirnzuführenden Gefäße oder das Duplex-Verfahren. Sie werden benutzt, um die Blutgefäße des Kopfes und die zum Gehirn führenden Gefäße, insbesondere der großen Halsschlagadern, darzustellen. Mißbildungen oder krankhafte Einengungen können somit festgestellt und dann möglicherweise operativ, z. B. durch einen Bypass (Gefäßersatz), behoben werden. Dadurch wird eine Mangeldurchblutung des Gehirns behoben. Dies führt oft zu einer Besserung der Hirnleistungsfähigkeit und auch der Lebensqualität des Patienten. Leider halten die operativen Erfolge meist nur wenige Jahre an.

Auch Fehlfunktionen der Lunge, des Herzens, der Leber und der Nieren sowie der Bauchspeicheldrüse, von Hormonsystemen können Hirnleistungsstörungen verursachen und machen daher spezielle internistische Hilfsuntersuchungen notwendig. Obligatorisch für die Differentialdiagnostik der Demenz, insbesondere bei wiederkehrenden Verwirrtheitszuständen, ist das EKG (Elektrokardiogramm).

2.1.1. Spezielle diagnostische Maßnahmen bei Verdacht auf eine Alzheimer-Krankheit

Bei einem durch Ausschluß anderer Ursachen erhärteten Verdacht auf eine **familiäre, genetisch verursachte Alzheimer-Demenz** vor dem 60. Lebensjahr stellen genetische Tests der Genmutationen Präsenelin 1, Präsenelin 2 (s. Kapitel I. 3.2.2.) geeignete Hinweise bzw. Marker dar.
Patienten mit Genmutationen haben typischerweise erhöhte Konzentrationen des Amyloid-Aβ42-Peptids und erniedrigte APP-Konzentrationen im Liquor (s. Kapitel I. 3.2.1.).
Bei der **sporadischen**, d. h. der nicht familiären Alzheimer-Krankheit hat sich das Apolipoprotein-Gen (Apolipoprotein-E4-Allel) als Risikofaktor erwiesen. Diese Untersuchung zur Stützung der Diagnose ist jedoch nur bei Patienten im Frühstadium der Erkrankung sinnvoll und indiziert.
Wie bereits oben erwähnt, sind als Hinweise für die sporadische Alzheimer-Krankheit die Biomarker Aβ42 (erniedrigte Konzentration) und Tau-Protein (erhöhte Konzentration) im Liquor möglicherweise geeignet (s. auch Kapitel I. 3.2.1).

2.2. Die vaskuläre Demenz

Die Multiinfarktdemenz oder vaskuläre Demenz als zweithäufigste Form dementieller Erkrankungen wird, wie bereits erwähnt, durch eine Vielzahl immer wieder auftretender Hirndurchblutungsstörungen verursacht, die zu einer bleibenden Schädigung umliegender Gehirnzellen führen. Die Erkrankung wird oft erst bemerkbar, wenn bereits mehr als ein Drittel des Gehirns geschädigt ist, da gesunde Teile des Gehirns die Aufgabe geschädigter Teile in gewissen Grenzen übernehmen.
Wichtige **Risikofaktoren** zur Entstehung der Multiinfarktdemenz sind **Bluthochdruck, Zuckerkrankheit, Fettstoffwechselstörungen (Cholesterin), Rauchen und Alkoholkonsum bzw. -mißbrauch.** Bei Demenzen, die durch Durchblutungsstörungen bedingt sind, spielen Störungen der Sauerstoffversorgung, der Glucoseversorgung und -verwertung ebenso wie ein möglicherweise veränderter Bedarf an Sauerstoff und Zucker im Gehirn eine Rolle. Die Bezeichnungen „arteriosklerotische", „atherosklerotische" Demenz, „Zerebralsklerose" oder „Verkalkung" sind deshalb unzutreffend, obwohl sie zum Teil auch im medizinischen Bereich, womöglich als Ausdruck eines unzureichenden Informationsstandes, noch verwendet werden. Auch der Begriff hirnorganisches Psychosyndrom oder gar „HoPs" ist als Diagnose völlig unzureichend.

Die vaskuläre Demenz unterscheidet sich durch einen meist phasenhaften Verlauf von der Alzheimer-Krankheit, die eher gleichmäßig fortschreitet. Multiinfarktdemenz-Patienten können sich vorübergehend gut erholen. Allerdings können auch Alzheimer-Kranke in ihrer geistigen Leistungsfähigkeit schwanken, und mancher Prozeß einer Multiinfarktdemenz ist schleichend.

Die Hachinski-Ischaemie-Skala (HIS) ist ein standardisiertes Fremdbeurteilungsverfahren zur Differenzierung zwischen Multiinfarktdemenz und primär degenerativer Demenz (Alzheimer-Krankheit). Oft läßt sich die Differentialdiagnose mit Hilfe der Skala mit hinreichender Sicherheit stellen. Ist der Punktwert höher als 7, so liegt mit großer Sicherheit eine Multiinfarktdemenz oder auch eine Mischform zwischen vaskulärer Demenz oder Alzheimer-Krankheit vor (Tab. 3).

Tab. 3 **Die Hachinski-Ischaemie-Skala (HIS)**		
Aussage Nr.		Punkte
1	Plötzlicher Beginn der Erkrankung	2
2	Schrittweise Verschlechterung	1
3	Wechselhafter Verlauf der Symptomatik	2
4	Nächtliche Verwirrtheit	1
5	Persönlichkeit ist eher erhalten	1
6	Depression	1
7	Körperliche Beschwerden	1
8	Affektinkontinenz (Verlust der emotionalen Kontrolle)	1
9	Bluthochdruck in der Vorgeschichte	1
10	Schlaganfall/Schlaganfälle in der Vorgeschichte	2
11	Vorliegen eines arteriosklerotischen Gefäßleidens außerhalb des Gehirns, z. B. an den Füßen	1
12	Neurologische Herdsymptome, z.B. Lähmungen, Sprachstörungen o.ä.	2
13	Neurologische Herdzeichen, z.B. pathologische Reflexe	2

Die medizinische Behandlung der Multiinfarktdemenz richtet sich zum einen gegen die Risikofaktoren, zum anderen gegen die Durchblutungsstörungen mit durchblutungsfördernden Maßnahmen, die jedoch nicht die Gefäße erweitern, sondern die Verwertung von Sauerstoff und Zucker im Gehirn oder die Fließeigenschaften des Blutes verbessern (z. B. Nimodipin, [Nimotop®], Piracetam, [Normabrain®, Nootrop® u. a.], Ace-tylsalicylsäure usw.).

2.3. Die „Pseudodemenz"

Besonders wichtig ist auch die Unterscheidung dementieller Erkrankungen von depressiven Erkrankungen, bei denen ebenfalls Konzentrations- und Gedächtnisprobleme auftreten. Man spricht in diesem Fall von einer „Pseudodemenz" oder besser von einer Depression mit kognitiven Störungen. Die Unterscheidung ist schwierig, da dementiell erkrankte Menschen nicht nur zu Beginn ihrer Erkrankung oft mit Interesselosigkeit, Rückzug und depressiven Gefühlszuständen reagieren. So kann sich auch für Fachleute ein sehr ähnliches Bild der Erkrankung ergeben.

Möglicherweise leben in Pflegeheimen häufig ältere Menschen, die für dement gehalten werden und auch dahingehend behandelt und betreut werden, jedoch eigentlich an einer Depression erkrankt sind und denen eine antidepressive Behandlung mit Medikamenten und Gesprächen bzw. die Beseitigung organischer Ursachen von Depressionen helfen könnte.

In wissenschaftlichen Untersuchungen wurden unter den Bewohnern von Alten- und Pflegeheimen bis zu 40 % depressive Störungen gefunden, von denen nur ein Bruchteil antidepressiv behandelt wurde.

Tab. 4 **Zur Differentialdiagnose der Demenz und der depressiven „Pseudodemenz"**

Demenz	Depressive „Pseudodemenz"
• eher schleichender Begin	• eher rascher Beginn
• Einbußen im Denken und im Gedächtnis werden subjektiv eher nicht wahrgenommen	• kognitive Einbußen werden verstärkt erlebt
• forderndes Verhalten	• passives Verhalten
• Patient sucht Ursache seiner Behinderung bei anderen („ungerechtes" Verhalten von Bezugspersonen)	• Patient sucht Ursache seiner Behinderung bei sich selbst (Minderwertigkeits- und Schuldgefühle)
• Stimmung und Denkinhalte passen nicht zusammen	• Übereinstimmung zwischen Stimmung und Denkinhalt
• Gefühlslage (Affekt) eher wechselnd und entgleisend	• Gefühlslage eher gleichbleibend und starr
• Schlafstörungen eher mit Unruhe und Verwirrtheit verbunden	• nächtliche Verwirrtheitszustände sind selten
• Denk- und Gedächtniseinbußen bleiben unter antidepressiver Therapie bestehen	• Einbußen in der geistigen Leistungsfähigkeit bessern sich unter antidepressiver Therapie
• Libido (sexuelle Bedürfnisse) eher ungestört	• Libido eher gestört
• isolierte Leistungsschwäche	• globale Leistungsschwäche
• frühe Werkzeugstörungen (Störungen von Handlungen und Bewegungsabläufen mit oder ohne Verwendung von Gegenständen)	• keine Werkzeugstörungen (keine Apraxie)

Tatsächlich können sogar einige Medikamente, die oft bei dementiellen Erkrankungen gegeben werden, depressive Symptome erzeugen oder verstärken. Die Unterscheidung dieser beiden Krankheitsgruppen – Demenz und Depression – ist daher also für die Behandlung außerordentlich wichtig. Ebenfalls zu bedenken ist, daß beide Symptomgruppen – Demenz und Depression – auch gemeinsam auftreten können (Tab. 4).

2.4. Die Lewy-Körperchen-Krankheit

Die senile Demenz vom Lewy-Körperchen-Typ wurde in den letzten Jahren von einigen Forschungsgruppen als die zweithäufigste Ursache für die Entstehung einer Demenz bei alten Menschen angesehen, bei der krankhafte Veränderungen von Nervenzellen im Gehirn eine Rolle spielen.
Bei den sogenannten Lewy-Körperchen handelt es sich um Eiweißeinschlüsse im Nervenzellkörper. Besonders häufig finden sich die Lewy-Körperchen bei den Parkinson-Patienten. Sie werden als Marker (Anzeichen) für das Ausmaß der Zerstörung eines besonderen Hirnbereiches (Substantia nigra) bei Morbus Parkinson angesehen. Bei der Lewy-Körperchen-Krankheit finden sich jedoch diese Einschlüsse auch in anderen Bereichen des Gehirns, auch in der Hirnrinde. Die Bedeutung dieser Form von Demenz besteht vor allen Dingen in einem sehr typischen klinischen Profil mit wechselnden (fluktuierenden) Hirnleistungsstörungen, leichten Parkinsonsymptomen und psychotischen Symptomen (Tab. 5).

Besondere Beachtung verdient die sehr hohe Empfindlichkeit der Kranken gegenüber Neuroleptika, die nicht nur zu erheblichen Bewegungsstörungen, sondern auch zu einer deutlich erhöhten Sterblichkeit bei diesen Patienten im Vergleich zu Patienten mit einer Demenz vom Alzheimer Typ führen können. Anzeichen dieser parkinsonähnlichen Störungen sind Steifigkeit, starre Mimik, Schluck- und Sprechstörungen, Salbengesicht, Steigerung der Körpertemperatur u.v.m.

Tab. 5 **Symptome einer senilen Demenz vom Lewy-Körperchen-Typ**
• Stark wechselnde Beeinträchtigung der geistigen Leistungsfähigkeit • Vor allem Störung des Gedächtnisses und der höheren geistigen Funktionen (Sprache, räumliches Vorstellungsvermögen, praktische Fähigkeiten, Abstraktionsfähigkeit) • Episodisches Auftreten von einerseits Verwirrtheitszuständen, andererseits geistesklaren Episoden. Mindesten eines der folgenden Merkmale ist ebenfalls zu beobachten: 1) Optische und/oder akustische Halluzinationen in Zusammenhang mit daraus ableitbaren Wahngedanken 2) Leichte Parkinsonsymptomatik oder deutlich erhöhte Empfindlichkeit gegenüber Neuroleptikabehandlung 3) Wiederholte, nicht näher erklärbare Stürze und/oder vorübergehende Bewußtseinstrübung oder Bewußtseinsbeeinträchtigung.

Trotz der wechselnden (fluktuierenden) Natur der klinischen Symptomatik besteht das klinische Bild über einen langen Zeitraum und unterscheidet sich dadurch von vorübergehenden Verwirrtheits- oder deliranten Zuständen, die gewöhnlich Stunden oder Tage und selten länger als einige Wochen dauern.
Voraussetzung für die Diagnose einer Lewy-Körperchen-Demenz ist der Ausschluß anderer körperlicher Erkrankungen, u. a. von Schlaganfällen. Behandlungsmöglichkeiten der Ursachen bzw. Entstehungsbedingungen der Lewy-Körperchen-Demenz sind nicht bekannt, einige neue Medikamente, wie z.B. Cholinesterasehemmer (Arizept®, Exelon®), können eingesetzt werden; auch Chlormethiazol (Distraneurin®) hilft einigen Patienten, Clozapin (Leponex®), ein atypisches Neuroleptikum, wird zur Behandlung der produktiven Symptomatik (Halluzinationen, Wahn, Unruhe) empfohlen, kann jedoch ebenfalls, wenn auch selten, parkinsonähnliche Symptome hervorrufen. Neuroleptika, insbesondere klassische Neuroleptika mit extrapyramidalen oder parkinsonähnlichen Nebenwirkungen (ein Hauptvertreter ist Haloperidol) sind kontraindiziert.

3. Gegenwärtiger Forschungsstand zur Alzheimer-Krankheit

3.1. Geschichtliches

Der Name „Alzheimer-Krankheit" geht auf den Neurologen und Psychiater Alois Alzheimer zurück, der 1906 eine Patientin betreute, die im Alter von 51 Jahren an einem fortschreitenden Verfall ihrer geistigen Fähigkeiten litt und nach viereinhalbjähriger Krankheitsdauer starb.
Bei Untersuchungen des Gehirns der Patientin fanden sich mikroskopische Veränderungen und Ablagerungen, die bei Gesunden nicht vorkamen. Diese Veränderungen und Ablagerungen sind bis heute die wichtigsten Kennzeichen der Alzheimer-Krankheit.
Da lange Zeit geistige Abbauerscheinungen bei älteren Menschen als Teil des normalen Alterungsprozesses angenommen wurden, ging man davon aus, daß die Alzheimer-Krankheit im Präsenium (zwischen dem 50. und 60. Lebensjahr) auftritt. Erst als man auch bei vielen älteren Menschen, die vor ihrem Tod an einem Verlust geistiger Fähigkeiten gelitten hatten, genau dieselben mikroskopischen Veränderungen im Gehirn feststellte, nahm man auch hier eine krankheitsbedingte Ursache für das Nachlassen der geistigen Fähigkeiten an.

3.2. Mögliche Entstehungsbedingungen

Alois Alzheimer führte schon 1907 die Erkrankung auf die chemische Umwandlung eines körpereigenen Eiweißstoffes zurück, aus dem die bereits erwähnten mikroskopischen Ablagerungen im Gehirn entstehen.
Im Laufe der letzten 10 bis 20 Jahre haben die Erkenntnisse über mögliche Entstehungsbedingungen erheblich zugenommen. Damit konnten einerseits manche Vermutungen widerlegt werden, andererseits hat sich das Wissen um die Komplexität der Zusammenhänge erheblich erweitert (Tab. 6).

Tab. 6	**Vermutungen der letzten 20 Jahre zur Entstehung der Alzheimer-Krankheit**
a)	Virusinfektion,
b)	Umweltbelastungen (Aluminium, Schwermetalle),
c)	Gefäßveränderungen in kleinen Blutgefäßen des Gehirns,
d)	Veränderung im cholinergen Neurotransmittersystem,
e)	entzündliche Vorgänge im Gehirn,
f)	Anfälligkeit bestimmter Nervenzellen (zelluläre Theorie),
g)	Erblichkeit.

a) Eine sich langsam entwickelnde **Virusinfektion** wird heute nicht mehr ernsthaft als Ursache angenommen. In den vielen bisherigen Untersuchungen gab es nie einen Hinweis auf ein erhöhtes Krankheitsrisiko durch Ansteckung. Die Alzheimer-Krankheit wird also nicht infektiös übertragen.

b) Ebenso haben sich Vermutungen über den Einfluß von **Umweltbelastungen oder -giften** bisher nicht bestätigt. Das Kochen aus Aluminiumgeschirr oder erhöhte Aluminiumsalzkonzentrationen im Trinkwasser sind entgegen früherer Annahmen keine krankheitsbegünstigenden Faktoren. Auch ein zeitweilig vermuteter Einfluß von Schwermetallbelastungen, (z. B. Blei oder Zink), besteht nicht. Daß Umweltbelastungen keinen wesentlichen Einfluß ausüben, bekräftigt eine neuere amerikanische Studie nach der das Krankheitsrisiko älterer Menschen in den letzten Jahrzehnten trotz veränderter Umweltbedingungen unverändert geblieben ist.

c) Über den möglichen Einfluß von Gefäßveränderungen ist bisher noch wenig bekannt. Es gibt Untersuchungsergebnisse, nach denen Menschen mit einer vaskulären Demenz (Multiinfarktdemenz) auch ein erhöhtes Risiko für eine Alzheimer-Krankheit besitzen. Wie es zu diesem Zusammenhang kommt, ist noch nicht klar.

d - g) Den Hypothesen d) bis g) kommen nach heutigen Erkenntnissen größere Bedeutung zu. Jedoch können diese Erklärungsansätze nicht isoliert voneinander betrachtet werden. Denn die Vorgänge und Veränderungen, die angesprochenen sind, stehen in vielfältigen Wechselwirkungen miteinander. Im folgenden wird auf diese Veränderungen eingegangen. Da die Zusammenhänge sehr komplex sind, ist nur eine vereinfachende Darstellung möglich.

Der folgende Abschnitt ist nur für diejenigen interessant, die sich eingehender mit den Entstehungsbedingungen auseinandersetzen wollen oder die Wirkmechanismen der Medikamente, auf die in Kapitel V. 1.2. eingegangen wird, besser verstehen möchten.

3.2.1. Molekularbiologische und biochemische Erkenntnisse über die Alzheimer-Krankheit

Abbildung 4a zeigt in schematischer Darstellung eine *Nervenzelle* des Gehirns.

Abb. 4a **Nervenzelle.**

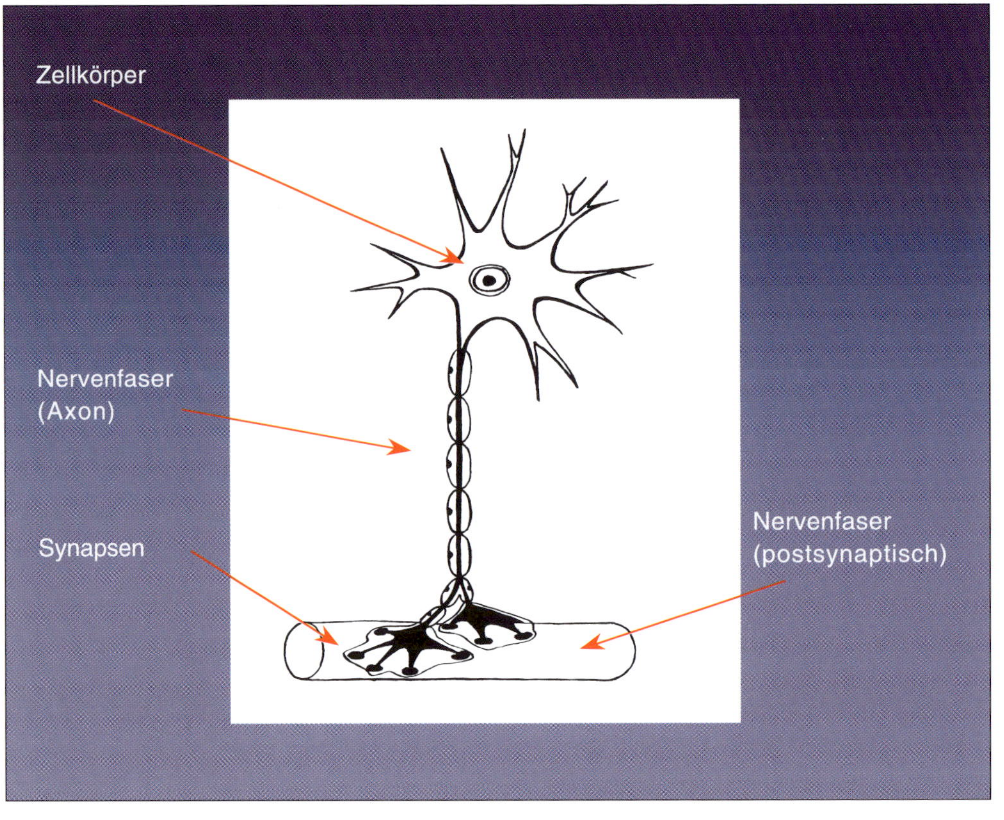

Jede Nervenzelle des Gehirns besitzt eine Vielzahl dünner Verästelungen, sogenannte *Nervenfasern.* Sie sind vergleichbar mit einem elektrischen Kabel, durch das fortlaufend Signale an andere Nervenzellen gesendet werden. Am Ende jeder Nervenfaser befinden sich kleine Verdickungen, die als *Synapsen* bezeichnet werden. Sie haben eine ähnliche Funktion wie der Stecker oder die Buchse am Ende eines Kabels. An der Synapse können die Signale, die durch die Nervenfaser geleitet werden, über einen ganz dünnen Zwischenraum, den sogenannten *synaptischen Spalt* (Abb. 4b), mit Hilfe von Überträgerstoffen zur nächsten Nervenzelle übertreten.
Jeder Bestandteil der Nervenzelle, der *Zellkörper,* die Nervenfasern und die Synapsen, sind für das Funktionieren des Gehirns unentbehrlich und

Abb. 4b **Synapse.**

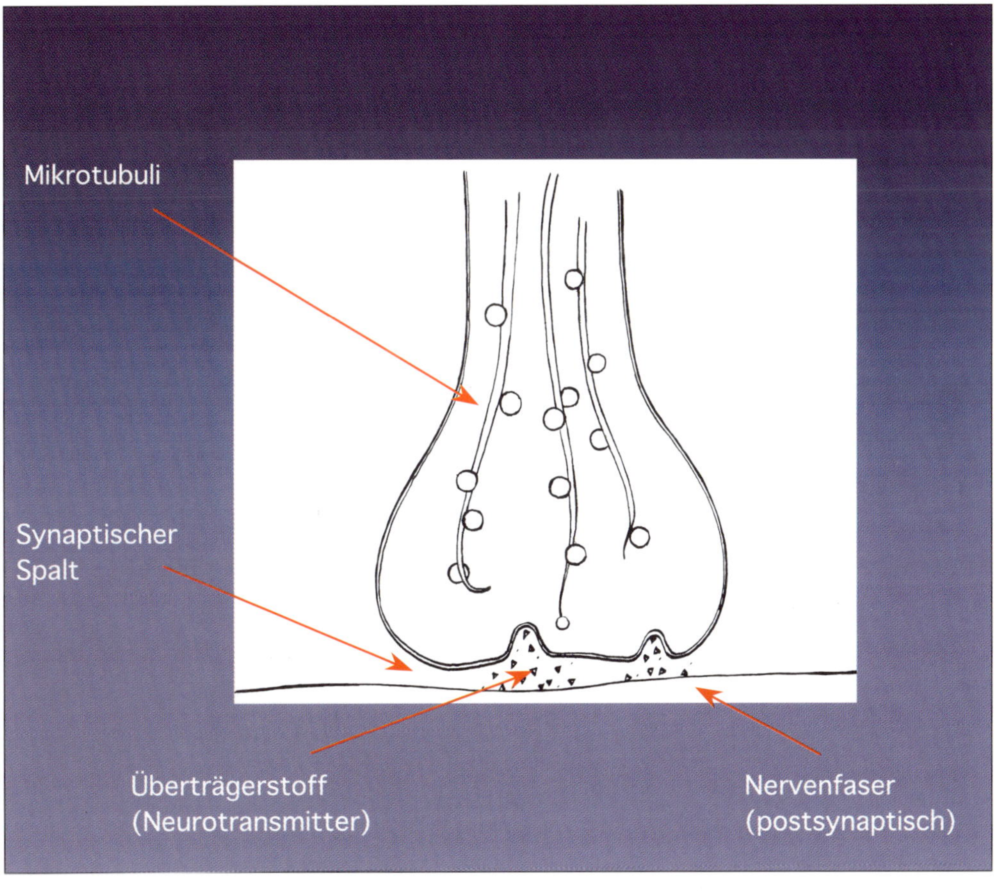

übernehmen wichtige Funktionen in einem riesigen Netzwerk von Verbindungen und unzähligen Signalübertragungen zwischen den Nervenzellen.
Jeder Mensch besitzt etwa 40-100 Milliarden Nervenzellen im Gehirn. Die Länge aller Nervenfasern eines menschlichen Gehirns aneinandergereiht ergäbe eine Länge von über 1 Million Kilometern.

Bei der Alzheimer-Krankheit treten Veränderungen sowohl in den Nervenzellen des Gehirns, zwischen den Verbindungsstellen (Synapsen) als auch außerhalb der Zellen auf. Diese Veränderungen führen dazu, daß die betroffenen Nervenzellen geschädigt werden, indem sie immer weniger Signale aufnehmen und weiterleiten können und schließlich ganz ihre Funktion einstellen. Die letztendliche Schädigung geht von Ablagerungen aus, die sich sowohl in den Nervenzellen (Abb. 5 a), insbesondere in den Nervenfasern, als auch außerhalb der Zellen (Abb. 5 b) bilden.

Abb. 5a/5b **Neurofibrilläre Bündel (a) und Amyloid-Plaques (b) in mikroskopischer Vergrößerung.**

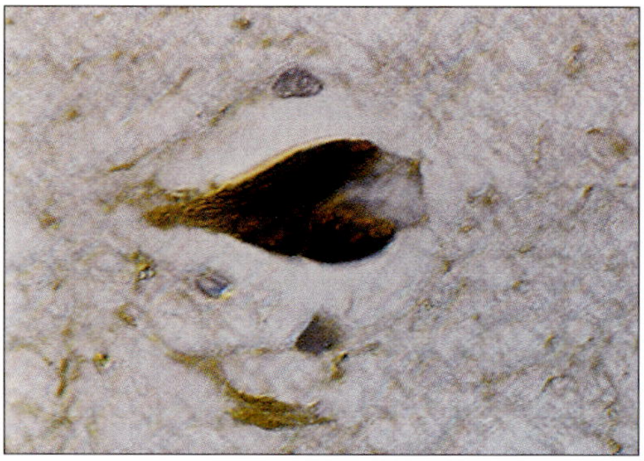

(a)

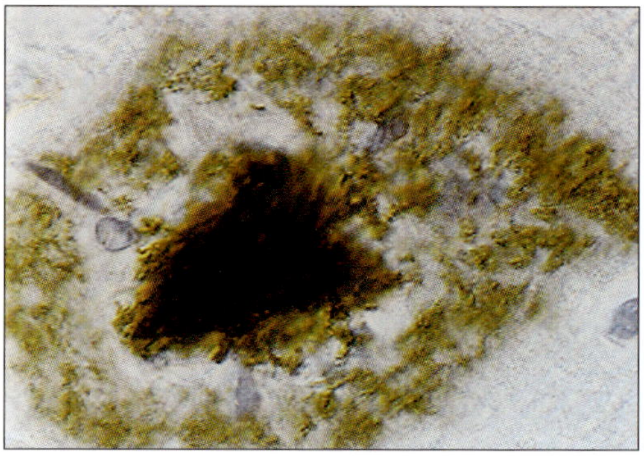

(b)

Die Grundbestandteile dieser Ablagerungen sind körpereigene Eiweißstoffe *(Proteine)*, die wichtige Aufgaben für die Nervenzelle erfüllen. Aufgrund bestimmter krankhafter Bedingungen verändern diese Eiweißstoffe so ihre Struktur, daß sie nicht mehr ihre bisherigen Aufgaben erfüllen, sondern sich zu wachsenden Verklumpungen aneinanderlagern *(neurofibrilläre Bündel und Amyloid-Plaques)*. In solchen Verklumpungen fügen sich im Lauf der Zeit unzählige Eiweißmoleküle untrennbar zusammen. Die entscheidende Frage ist, wodurch die zunehmende Ablagerung der Eiweißbestandteile ausgelöst oder begünstigt wird.

Der sich ablagernde Eiweißstoff **in** den Nervenzellen besteht aus sogenannten *Tau-Proteinen*. Tau-Proteine üben eine wichtige Funktion bei der Signalübertragung und dem Stofftransport innerhalb der Zelle und in deren Nervenfasern aus. Die Proteine stabilisieren die „Schienen", auf denen die Signale und Stoffe in der Zelle und in der Nervenfaser weitergeleitet werden. Die „Schienen" werden als *Mikrotubulistränge* bezeichnet. Durch eine Nervenfaser ziehen sich eine Vielzahl solcher feinster Stränge oder Schienen. Für deren Stabilisierung ist ein Regulationsprozeß durch kleinste *Phosphatteilchen* wichtig (Abb. 6 a).

Diese Phosphatteilchen lagern sich normalerweise fortlaufend an die Tau-Proteine an und lösen sich wieder. Anlagern und Sichlösen stehen im Gleichgewicht miteinander.
Aus noch nicht geklärten Gründen verändert sich bei der Alzheimer-Krankheit jedoch dieses Gleichgewicht. Es lagern sich zu viele Phosphatteilchen an die Tau-Proteine an. Die Tau-Proteine verlieren durch diese Überladung mit Phosphatteilchen den Kontakt zu den Mikrotubulisträngen (Abb. 6 b).
Die Mikrotubuli zerfallen wie ein Eisenbahngleis, an dem man die Schwellen abmontiert (Abb. 6 c).
Die Signalübertragung zwischen den Nervenzellen wird dadurch beeinträchtigt.
Die hochgradig mit Phosphatteilchen überladenen Tau-Proteine lagern sich nun aneinander an und bilden lange umeinander gewickelte Spiralen und Knäuel aus unzähligen Tau-Protein-Molekülen *(neurofibrilläre Bündel)*. Diese Spiralen und Knäuel werden so groß, daß sie unter dem Mikroskop sichtbar werden. Sie verstopfen das Zellinnere

und die Nervenfasern. Dadurch bringen sie die Aufnahme wichtiger Stoffe in die Nervenzelle zum Erliegen. Die Zelle geht zugrunde.

Abb. 6a-c **Entstehung von neurofibrillären Bündeln.**

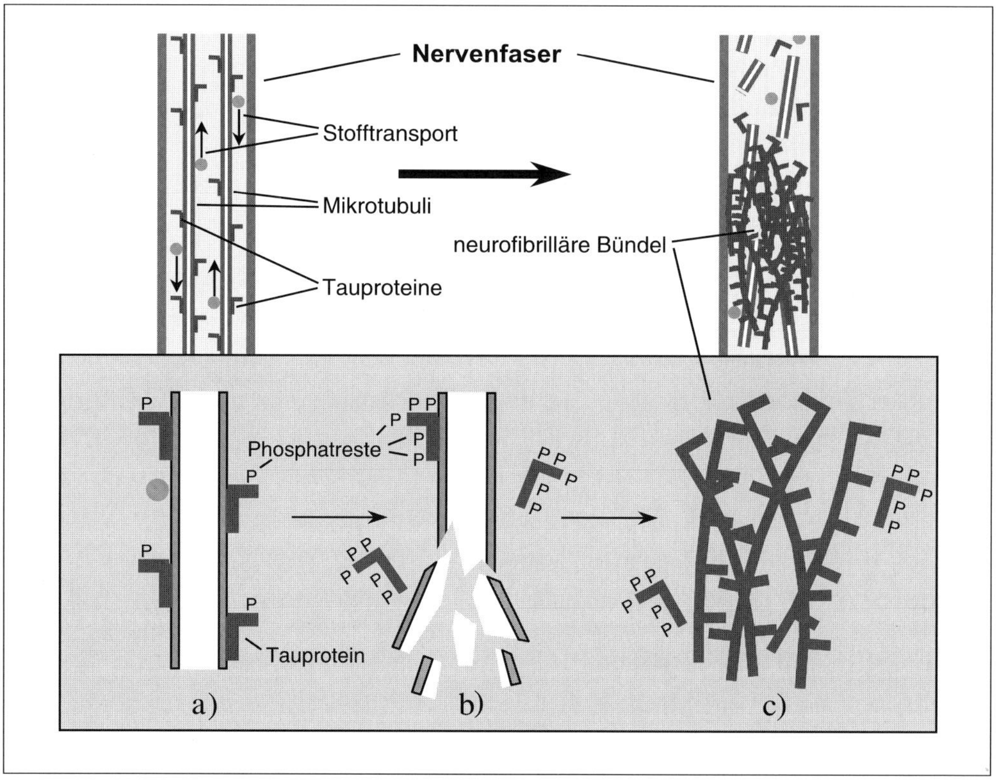

a) Tau-Proteine stabilisieren die Mikrotubuli. Der Stofftransport und die Signalweiterleitung sind intakt.

b) Tau-Proteine werden mit Phosphatresten überladen und lösen sich ab. Die Mikrotubuli zerfallen.

c) Überladene Tau-Proteine lagern sich zu neurofibrillären Bündeln aneinder. Sie verstopfen die Nervenfasern.

Derzeit sind Stoffe in der Entwicklung, die auf die Überladung der Tau-Proteine durch Phosphatteilchen Einfluß nehmen sollen (Hemmung der Phosphodiesterase).

Der sich anlagernde Eiweißstoff **außerhalb** der Nervenzelle (Amyloid-Plaques) besteht aus sogenannten *βA4-Proteinen*. Sie sind Bestandteil eines größeren körpereigenen Eiweißmoleküls, dem sogenannten *Amyloid-Vorläufer-Protein (APP)*. Amyloid-Vorläufer-Proteine befinden sich an der Außenhaut der Nervenzellen und sind bis zu einer bestimmten Stelle in die Zellhaut *(Zellmembran)* eingelassen. Es wird vermutet, daß das βA4-Protein, das sozusagen ein Mittelstück des großen Vorläufer-Proteins ist, durch zwei *Enzyme*, einer sogenannten *β-Sekretase* und einer *γ-Sekretase*, aus dem großen Vorläufer-Protein (APP) herausgeschnitten wird. *Enzyme* sind wichtige Substanzen im Körper, die unter anderem die Fähigkeit besitzen, große Eiweißmoleküle zu zerkleinern (Abb. 7).

Abb. 7 **Entstehung von Amyloid-Plaques.**

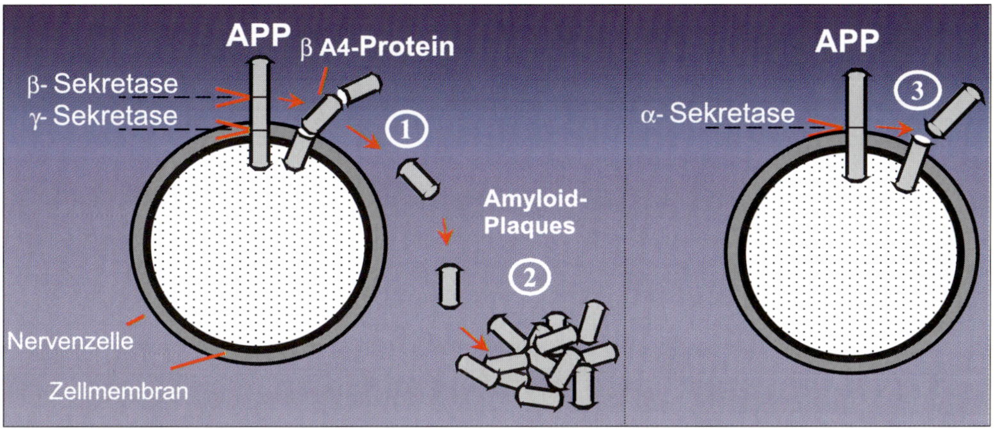

Links: ① β-Sekretase und γ-Sekretase schneiden aus APP (Amyloid-Vorläufer-Protein) βA4-Proteine heraus. ② Die βA4-Proteine lagern sich zu Amyloid-Plaques aneinander. ③ **Rechts** noch ein anderer Spaltungsprozeß von APP: Es handelt sich vermutlich um einen sinnvollen Regulationsprozeß der Nervenzelle. Er führt zu keiner Schädigung. Sogenannte α-Sekretase schneidet APP an einer anderen Stelle. Danach kann APP aus den beiden Bruchstücken wieder neu gebildet (synthetisiert) werden. Es entsteht lösliches APP außerhalb der Zelle.

Die Freisetzung von βA4-Proteinen findet im Gehirn jedes Menschen statt. Bei der Alzheimer-Krankheit treten die βA4-Proteine vermehrt auf und lagern sich zu den *Amyloid-Plaques* zusammen. Bis zu 1 Milliarde βA4-Proteine verkleben untrennbar zu Amyloid-Plaques zusammen und sind dann fast mit bloßem Auge erkennbar. Diese wiederum schädigen und zerstören umliegende Nervenzellen. Etwa jede Sekunde lagert sich ein weiteres βA4-Protein-Molekül an ein Amyloid-Plaque an. Daraus errechnet sich, daß ein großes Amyloid-Plaque etwa dreißig Jahre zu seiner Entstehung braucht. Die Alzheimer-Krankheit beginnt demnach schon lange, bevor erste Symptome auftreten.

Als mögliche Gründe für das größere Vorkommen von βA4-Proteinen und deren Zusammenlagern werden derzeit folgende Mechanismen diskutiert:

1. eine ungewöhnlich hohe Produktion bzw. Freisetzung von βA4,
2. ein gestörter Abbau von βA4,
3. ein gestörter Abtransport von βA4,
4. ein Überangebot aggressiver Moleküle, sogenannter Radikale.

Medikamentöser Ansatzpunkt: *Radikalfänger, Calciumantagonisten*

Zur Schädigung der Nervenzellen durch die großen Amyloid-Plaques kommt wahrscheinlich hinzu, daß bereits eine geringfügig erhöhte Freisetzung von βA4-Proteinen von der Zelle nicht bewältigt wird. Es gibt Hinweise, daß eine Anhäufung von βA4-Proteinen innerhalb der Nervenzellen Regulationsprozesse der zuvor beschriebenen Tau-Proteine durcheinanderbringt und dadurch die Bildung der neurofibrillären Bündel auslöst (Abb. 8).

Abb. 8 **Entstehung von *Amyloid-Plaques* und *neurofibrillären Bündeln.***

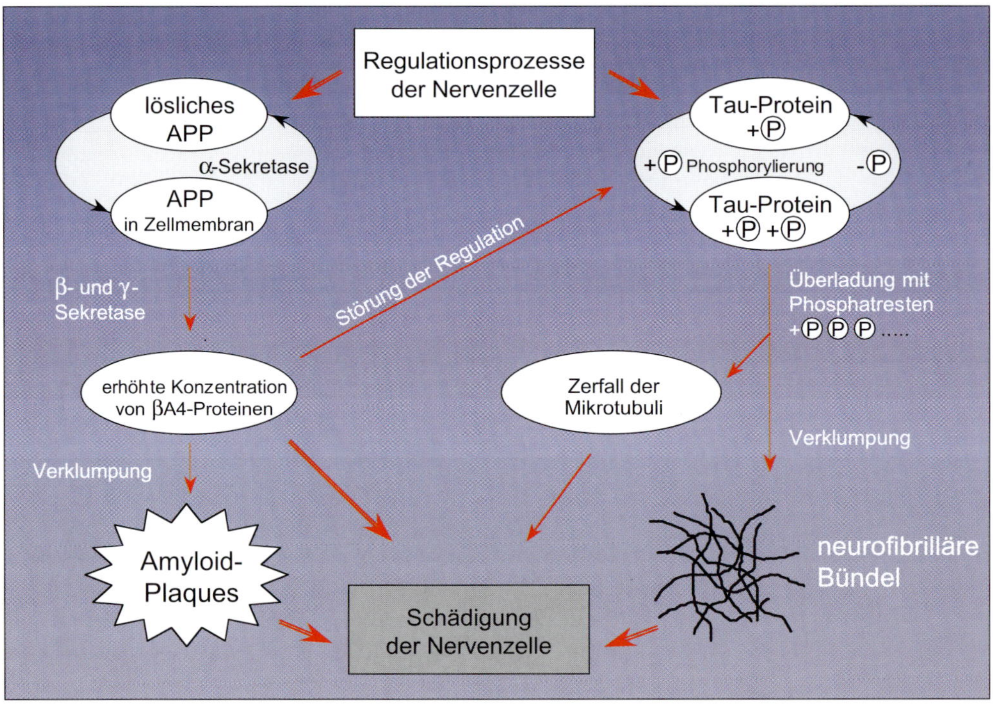

Möglicherweise spielen weitere Prozesse bei der Krankheitsentwicklung eine Rolle.
Zum Beispiel sind an betroffenen Nervenzellen und Amyloid-Plaques **entzündliche Prozesse** feststellbar. Sie können als Folge von Abwehrreaktionen des Körpers auf Krankheitsveränderungen aufgefaßt werden, aber auch selbst mitauslösende oder den Krankheitsprozeß beschleunigende Faktoren sein.

Medikamentöser Ansatzpunkt: z.B. *entzündungshemmende* Medikamente, *Antioxidantien*

In Zusammenhang mit den oben beschriebenen molekularbiologischen Prozessen kommt es zu einer **Verminderung von Überträgerstoffen (Neurotransmitter), z. B. Acetylcholin**, im Gehirn von Alzheimer-Patienten. Die Menge von *Acetylcholin* oder anderen Neurotransmittern im synaptischen Spalt, also zwischen den Verbindungsstellen der Nervenzellen, ist für den Informationsaustausch zwischen Nervenzellen von größter Bedeutung und ist damit für geistige Aktivitäten im Alltag unmittelbar wichtig. Der Acetylcholinmangel verstärkt zudem möglicherweise auch die Krankheitsentwicklung selbst.

Medikamentöser Ansatzpunkt: *Acetylcholinesterasehemmer*

Schließlich wird bei der Alzheimer-Krankheit auch eine zunehmende **Schädigung von Funktionsabläufen und an der Struktur der Außenhaut von Nervenzellen (Zellmembran)** vermutet. Solche Schädigungen könnten zu einer vermehrten Freisetzung von βA4-Proteinen führen (zelluläre Theorie).

Medikamentöser Ansatzpunkt: Stoffe, die schützend und stabilisierend auf die Nervenzellhaut Einfluß nehmen sollen, d. h. *neuroprotektiv* sind, wie z. B. *Radikalfänger* und *Calciumantagonisten*

Alle in diesem Kapitel beschriebene Vorgänge und Veränderungen stehen mit großer Wahrscheinlichkeit in Wechselwirkung miteinander, das heißt, sie können sich gegenseitig bedingen oder verstärken. Dadurch

wird die Alzheimer-Krankheit zu einem komplexen Geschehen von ineinandergreifenden und sich gegenseitig beeinflussenden Prozessen. Es liegt deshalb auch nahe, daß die Erkrankung durch unterschiedliche Ausgangsbedingungen oder Primärfaktoren oder durch eine Kombination unterschiedlicher Primärfaktoren ausgelöst werden kann.
Medikamente, die auf zumindest eine der oben beschriebenen Veränderungen Einfluß nehmen können, sind daher erfolgversprechend.

3.2.2. Genetische Faktoren

Die Genforschung und Vererbungsstudien haben in den letzten Jahren zu weiteren Erkenntnissen über die Alzheimer-Krankheit geführt. So kann inzwischen wesentlich genauer beurteilt werden, welche Rolle Erbfaktoren bei der Entstehung spielen. Außerdem zeigen die Forschungsergebnisse, daß es mit Sicherheit nicht nur eine Ursache für die Alzheimer-Krankheit gibt. Schließlich bringt die Genforschung durch molekularbiologische Analysen auch wichtige Aufschlüsse über nichterbliche Entstehungsbedingungen.
Nur in ganz wenigen Fällen, wahrscheinlich in 1-2 % aller Krankheitsfälle, wird die Alzheimer-Krankheit direkt durch Erbfaktoren verursacht. Man spricht dabei von der *familiären Form* der Alzheimer-Krankheit. Sie wird durch Besonderheiten bestimmter *Gene*, das heißt Erbinformationen, ausgelöst.
Die wichtigsten und bereits bekannten Besonderheiten befinden sich auf den *Chromosomen 1, 14* und *21*. Sie lösen die Alzheimer-Krankheit in einer bestimmten Altersspanne aus. Chromosomen sind die Träger der Erbinformationen im menschlichen Körper. Jede menschliche Zelle besitzt neben den Geschlechtschromosomen 22 Chromosomenpaare, in denen alle Erbinformationen, die jeder von seiner Mutter und seinem Vater zur Hälfte erhalten hat, gespeichert sind. Damit besitzt jede Körperzelle sozusagen die gesamte Bauanleitung für den menschlichen Körper.
Die *Chromosomen* steuern nicht nur das Wachstum des Körpers vergleichbar mit dem schrittweisen Bau eines Hauses, sondern sie sind ständig aktiv und fortlaufend an vielen molekularbiologischen Prozessen im Körper beteiligt. Diesem ständigen Einfluß auf molekularbiologischer Ebene kommt bei der Entstehung der genetisch bedingten Alzheimer-Krankheit eine besondere Bedeutung zu (Tab. 7).

Tab. 7 **Genetische Ursachen für die Alzheimer-Krankheit**	
Chromosom	Krankheitsbeginn (Lebensalter in Jahren)
1	50-80
14	25-60
21	45-65

Der Anteil Alzheimer-Kranker, bei denen die Krankheitsursache der Erkrankung auf eine dieser inzwischen bekannten genetischen Veränderungen beruht, wird auf insgesamt weit unter 1 % geschätzt. Die Veränderungen auf Chromosom 1 und 21 treten sogar extrem selten auf. Wahrscheinlich gibt es noch weitere Chromosomenveränderungen, die mit der Alzheimer-Krankheit in Zusammenhang stehen.

Ausgenommen ist in der obigen Tabelle die genetische Veränderung beim *Down-Syndrom* (früher fälschlicherweise als *Mongolismus* bezeichnet), die bei den von Geburt an geistig und meist körperlich behinderten Menschen auch im mittleren Lebensalter zur Entwicklung einer Alzheimer-Krankheit führt.

Die familiäre Alzheimer-Krankheit wird mit einer Wahrscheinlichkeit von 50% an die Nachkommen vererbt. Das heißt, durchschnittlich wird die genetische Besonderheit an jedes zweite Kind weitergegeben.

Im Unterschied zu den **krankheitsverursachenden** Erbfaktoren sind in den letzten Jahren auch genetische Einflüsse entdeckt worden, die lediglich eine **krankheitsbegünstigende** Wirkung haben. Sie werden auch als ***Risikogene*** bezeichnet.

Ein wichtiges Risikogen ist eine normale Variante eines Gens, das an der Regulierung der Blutfette beteiligt ist, zunächst also mit der Alzheimer-Krankheit gar nichts zu tun hat. Es zeigte sich aber, daß dieses Gen die schädigende Verklumpung der Eiweißstoffe im Gehirn begünstigt und auf diesem Weg zur Krankheitsentstehung beiträgt. Es handelt sich bei diesem Gen um Varianten des sogenannten *Apolipoprotein-Gens,* einem Abschnitt auf dem Chromosom 19. Menschen, die die betreffende Genvariante einfach besitzen, haben ein etwa drei bis vierfach erhöhtes Risiko, im Alter an einer Alzheimer-Demenz zu erkranken. Hat ein Mensch diese Genvariante sowohl vom Vater als auch von der Mutter geerbt, ist es also zweifach vorhanden, ist das Risiko sogar 8mal so hoch wie bei der Durchschnittsbevölkerung.

Aufgrund einer neueren Untersuchung vermutet man, daß die Wirkung des Apolipoprotein-Risikogens verstärkt wird, wenn die Menschen, die diese Genvariante besitzen, viel Cholesterin zu sich nehmen. Umgekehrt würde die Wirkung vermindert, wenn viele ungesättigte Fettsäuren mit der Nahrung aufgenommen werden. Die Wirksamkeit von Erbinformationen hängt demnach von Umwelteinflüssen ab.
Der beobachtete Zusammenhang zwischen hohen Cholesterinwerten im Blut und erhöhtem Krankheitsrisiko besteht jedoch nur bei Trägern des Apolipoprotein-Risikogens.
Vermutlich spielt das Gen bei der Regulation des Cholesterinhaushalts im Gehirn eine Rolle.
Etwa 15% der Menschen in unserem Kulturkreis besitzen ein Apolipoprotein-Risikogen. Es wird mit fünfzigprozentiger Wahrscheinlichkeit von den Eltern an die Kinder weitergegeben.
Es ist davon auszugehen, daß sowohl weitere Risikogene für die Alzheimer-Krankheit gefunden werden als auch weitere Gene für die familiäre Form der Erkrankung.
Auf der anderen Seite gibt es mit Sicherheit ***Schutzgene***, die das Auftreten einer Erkrankung verhindern oder die Wirkung von Risikogenen vermindern. Auch Schutzgene werden vererbt.
Die Frage nach dem individuellen Krankheitsrisiko eines Menschen ist somit schwer zu beantworten, sofern dieser Mensch nicht Träger eines der seltenen Gene für die familiäre Alzheimer-Krankheit ist.
Wir wissen zum Beispiel nicht, ob jemand, der ein Risikogen vom Vater geerbt hat, nicht zugleich ein Schutzgen von der Mutter übernommen hat und ob seine Lebensgewohnheiten die Wirkung des Risikogens erhöhen oder vermindern.
Ist beispielsweise ein Elternteil erkrankt, so wissen wir nicht, ob dieser Träger eines Risikogens ist oder ob andere Entstehungsbedingungen eine Rolle spielen. Aus der Erkrankung eines nahen Angehörigen kann somit nicht vorschnell auf eine erbliche Belastung geschlossen werden.
Als Faustregel zur Beurteilung einer erblichen Belastung gilt:
Wenn nur ein weiterer Angehöriger in direkter Linie, also ein Elternteil, Geschwister oder das Kind eines Alzheimer-Patienten ebenfalls betroffen ist, ist keine erhöhte erbliche Belastung anzunehmen. Erst wenn drei Angehörige in direkter Linie von einer klar diagnostizierten Alzheimer-Krankheit betroffen sind oder waren, ist von einem bedeutsamen Einfluß von Erbfaktoren in dieser Familie auszugehen.

3.2.3. Weitere Risikofaktoren

Die genetische Forschung gewinnt zunehmende Bedeutung nicht aus der geringen Zahl rein erblich bedingter Erkrankungen, sondern vor allem, weil die genaue Erforschung der seltenen familiären Alzheimer-Krankheit zu wichtigen Erkenntnissen über die Entstehungsmechanismen auch nicht erblich bedingter Erkrankungen führt.
Die Bedeutung der Ernährungsgewohnheiten bei Trägern des Apolipoprotein-Gens macht deutlich, wie Umwelteinflüsse in Wechselwirkung mit Erbinformationen stehen können.
Hauptrisikofaktor für die Alzheimer-Krankheit bleibt das **Lebensalter**. Je älter wir werden, desto höher ist auch das Risiko von der Alzheimer-Krankheit betroffen zu werden. Dabei bleibt das Risiko bis zum Alter von etwa 60 Jahren gering, steigt dann aber mit zunehmendem Alter immer stärker an.
In zwei großen Studien in den USA und in Kanada wurde nach möglichen Risikofaktoren gesucht. Die Ergebnisse sind auszugsweise in Tabelle 8 dargestellt.

Tab. 8 **Mögliche Risikofaktoren der Alzheimer-Krankheit**

	Risikoerhöhung um das
Demenz bei Verwandten ersten Grades	3fache
Fehlende Schulausbildung	4fache
Geistige Behinderung in der Familie	3fache
Parkinson-Krankheit in der Familie	0,9-2,4fache
Mutter älter als 40 bei der Entbindung	1,7fache
Schädel-Hirn-Verletzung in der Vorgeschichte	1,8fache
Schilddrüsenunterfunktion in der Vorgeschichte	0,6-2,3fache
Erkrankung an einer Depression in der Vorgeschichte	1,5fache
Langzeiteinnahme nichtsteroidaler Antirheumatika (stark entzündungshemmender Medikamente)	0,6fache

Wahrscheinlich gibt es weitere, bislang nicht untersuchte Risiko-, aber auch Schutzfaktoren.
Das höhere Alter der Mutter konnte in weiteren Untersuchungen nicht als Risikofaktor bestätigt werden. Dagegen zeigte eine neuere Unter-

suchung einen Hinweis, daß ein **höheres Alter des Vaters** bei der Geburt zu einer leichten Risikoerhöhung führt.
Die in beiden Studien gefundene leichte Risikominderung des **Rauchens** hat sich inzwischen als statistischer Fehler erwiesen. Wahrscheinlich erhöht starkes Rauchen sogar das Risiko, alzheimerkrank zu werden.
Aus neueren Untersuchungen gibt es inzwischen weitere Hinweise, daß eine **unzureichende Schulbildung** oder/und Analphabetismus das Risiko, im Alter alzheimerkrank zu werden, etwas erhöhen. Wie dies zusammenhängt, wissen wir nicht. Das Ergebnis kann aber nicht allein dadurch erklärt werden, daß diese Menschen im frühen Krankheitsstadium die Symptome schlechter ausgleichen können und deshalb früher auffallen als gebildete, im Denken trainierte Menschen.
Auf das leicht überdurchschnittlich gehäufte Auftreten von Alzheimer-Erkrankungen bei Menschen, die an einer **durchblutungsbedingten Demenz** (vaskulären Demenz) leiden, wurde bereits hingewiesen.
In jüngster Zeit finden sich Hinweise, daß Frauen, die in den Wechseljahren mit dem Hormon **Östrogen** behandelt wurden, ein etwas geringeres Krankheitsrisiko besitzen. Östrogen könnte wie das Apolipoprotein etwas mit der Regelung des Cholesterinhaushalts im Gehirn zu tun haben. Wegen gefährlicher Nebenwirkungen (u. a. Krebs) kann Östrogen nicht als vorbeugendes Medikament eingesetzt werden. Es wird daran gearbeitet, sogenannte Östrogenagonisten zu entwickeln, die diese Nebenwirkungen nicht haben.

3.3. Vorbeugung gegen die Alzheimer-Krankheit

Eindeutige Belege für vorbeugende Maßnahmen gibt es bisher nicht. Einer vitaminreichen ausgewogenen Ernährung und gesunden Lebensweise kommt sicher eine vorbeugende Wirkung zu.
Insbesondere *Vitamin E* könnte das Krankheitsrisiko durch seine zellschützende Wirkung etwas herabsenken. Eine ähnliche Wirkung könnte von *grünem Tee*, aber auch von anderen Stoffen, wie z.B. *Acetylsalicylsäure* (u. a. *Aspirin®*), ausgehen, das unter anderem entzündungshemmend wirkt. Wichtig ist jedoch, daß mögliche schädigende Wirkungen, die durch eine Dauereinnahme solcher Stoffe entstehen können, ausgeschlossen sind. Acetylsalicylsäure kann bei einer langdauernden Einnahme u. a. Magengeschwüre verursachen.

Menschen mit dem Apolipoprotein-Risikogen können wahrscheinlich ihr Erkrankungsrisiko gezielt durch die vermehrte Aufnahme ungesättigter Fettsäuren statt gesättigter etwas herabsetzen.
Hält man sich darüber hinaus im Alter insgesamt geistig rege, treten die Symptome einer beginnenden Alzheimer-Krankheit vermutlich etwas später auf, da auf geistige Reserven zurückgegriffen werden kann, um leichte Beeinträchtigungen auszugleichen. Ebenso trägt psychische und körperliche Ausgeglichenheit zur allgemeinen Stärkung beim Umgang bei und kann dadurch zu einem besseren Umgang mit beginnenden Einschränkungen führen.

3.4. Lokalisation der Gewebeveränderungen im Gehirn

Die schädigenden Eiweißablagerungen (Amyloid-Plaques und Neurofibrillenbündel) mit zerstörten Nervenzellen und degenerierten

Abb. 9a **Hirnregionen, in denen die für die Alzheimer-Krankheit typischen Veränderungen besonders häufig sind (dunkle Bereiche).**

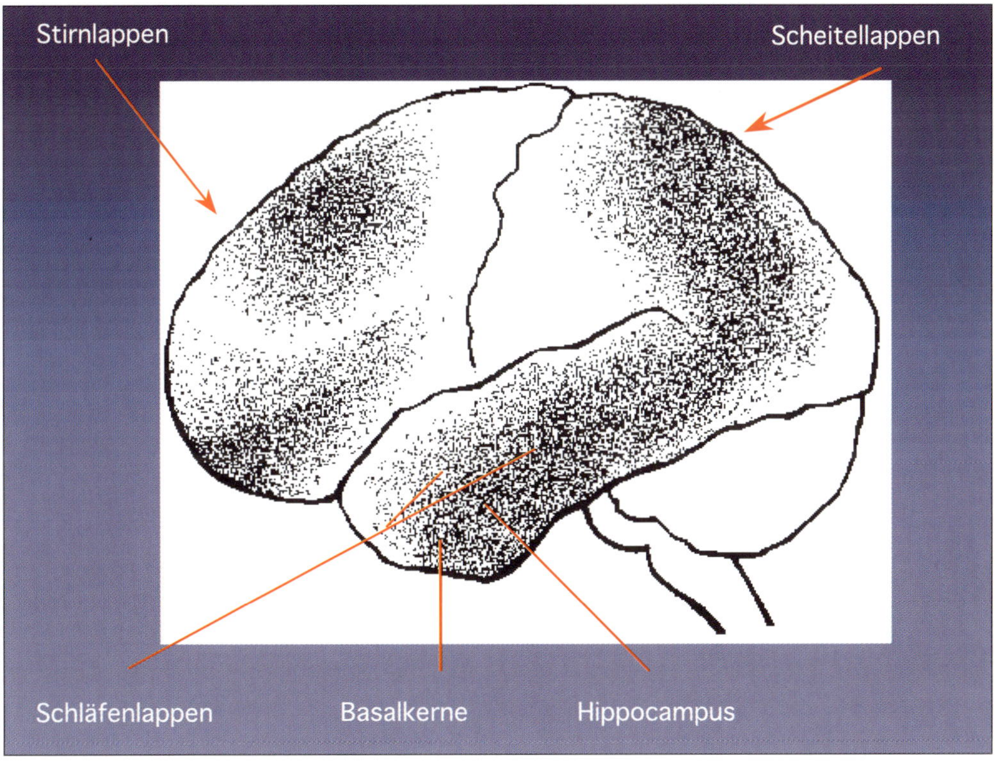

Nervenfasern und -endigungen sind vor allem im *Hippocampus*, den *Basalkernen* und dem *Schläfen-* und *Scheitellappen* des Großhirns zu finden (Abb. 9a/9b).

Abb. 9b **Hirnschnittbild („von innen")**
Bevorzugtes Auftreten von Alzheimer-typischen Veränderungen (schattierte Flächen).

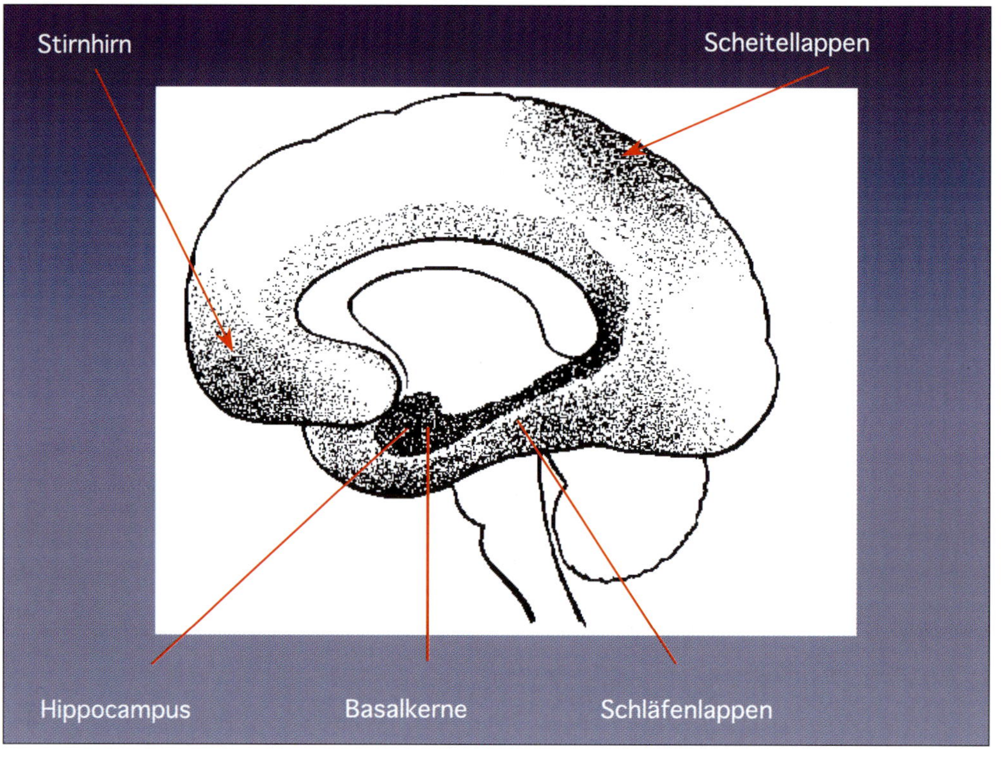

Der Hippocampus ist ein kleiner Bereich im Gehirn, der nach neuropsychologischen Erkenntnissen viel mit der Speicherung von Informationen und der Verknüpfung unterschiedlicher Sinneswahrnehmungen, Fühlen und Denken zu tun hat. Daraus erklärt sich unter anderem die besondere Schwierigkeit Alzheimer-Kranker sich etwas einzuprägen oder neu zu lernen. In der Großhirnrinde sind viele Verstandesleistungen, z.B. das schlußfolgernde und logische Denken, die Urteilsfähigkeit und auch die Sprache angesiedelt. Auch hier ergeben sich klare Beziehungen zu den Symptomen der Alzheimer-Krankheit. Bei unterschiedlichen Demenzerkrankungen, aber auch innerhalb der Alzheimer-Demenz, können

unterschiedliche Bereiche des Gehirns betroffen sein. Daher sind auch die Krankheitssymptome nicht bei jedem Kranken identisch. Mit dem Fortschreiten einer Demenzerkrankung werden immer mehr Gehirnteile beeinträchtigt. Dadurch unterscheiden sich Demenzerkrankungen im fortgeschrittenen Stadium meist auch weniger als zu Beginn der Erkrankung.
Bei der Alzheimer-Krankheit tritt ein Hirnschwund vor allem im Stirnhirn- und Scheitelhirnbereich auf. Die Hirninnenräume sind erweitert. Die Größe des Gehirns verringert sich, allerdings auch bei vielen gesunden Menschen im Alter ohne Einbußen im Bereich der Persönlichkeit und der geistig-seelischen Leistungsfähigkeit. Hirnschwund ist damit allein noch kein Krankheitszeichen.

Hirnschwund findet sich auch bei anderen Erkrankungen des Gehirns.

4. Klinische Symptome und Verlauf der Alzheimer-Krankheit

4.1. Merkmale einer Demenz

Insbesondere zu Beginn einer Demenzerkrankung können die erlebten und beobachteten Beeinträchtigungen von Patient zu Patient sehr unterschiedlich sein.
Die wesentliche Voraussetzung für die Diagnose ist der Nachweis einer Abnahme der Gedächtnisleistungen und des Denkvermögens mit zunehmender Beeinträchtigung der Aktivitäten des täglichen Lebens.
Die Störung des Gedächtnisses beeinträchtigt typischerweise Aufnahme, Speichern und Wiedergabe neuer Informationen.
Früher gelernte und vertraute Informationen können besonders in den späteren Stadien der Demenz ebenfalls verlorengehen.

Dabei ist Demenz mehr als eine Gedächtnisstörung, wie im folgenden ausgeführt wird. Es besteht auch eine Beeinträchtigung des Denkvermögens, der Denkgeschwindigkeit, des Ideenflusses und der Urteilsfähigkeit. Störungen des Sprachverständnisses, des Erkennens, des zielgerichteten Handelns oder Persönlichkeitsveränderungen, wie z. B. die Zuspitzung von früheren Persönlichkeitseigenheiten (Sparsamkeit wird zu Geiz usw.) können ebenfalls im Rahmen einer Demenzentwicklung beobachtet werden.

Die kognitiven bzw. geistigen Beeinträchtigungen sind dabei so schwerwiegend, daß berufliche und soziale Kompetenzen verlorengehen. Bewußtseinstrübungen, wie z. B. durch eine akute Vergiftung oder als akute Nebenwirkung bestimmter Medikamente oder durch Entzugssyndrome (z. B. Delirium tremens), führen gewöhnlich nicht zu einer Demenz.

Üblicherweise werden drei **Schweregrade der Demenz** unterschieden.
Als **leichtgradig** werden Demenzen bezeichnet, wenn Arbeit und soziale Aktivitäten zwar deutlich beeinträchtigt sind, jedoch die Fähigkeit, unabhängig mit angemessener persönlicher Hygiene und intaktem Urteilsvermögen zu leben, erhalten bleibt.
Mittelschwer sind Demenzen, bei denen eine selbständige Lebensführung mit Schwierigkeiten zu Hause möglich ist, jedoch ein gewisses Ausmaß an Aufsicht notwendig ist. Meist sind bereits umfassende Anregungen und Anstöße von außen (Fremdantrieb) für die Gestaltung und Strukturierung des täglichen Lebens notwendig, oft auch schon Anleitung und konkrete Unterstützung.
Bei **schweren** Demenzen sind die Aktivitäten des täglichen Lebens derart beeinträchtigt, daß eine kontinuierliche Aufsicht und Unterstützung bei den meisten Alltagsaktivitäten benötigt wird. Zum Beispiel besteht dann Unfähigkeit, auch die geringste persönliche Hygiene selbständig aufrechtzuerhalten, und anderes.

4.2. Symptome der Alzheimer-Krankheit

4.2.1. Gedächtnis-, Denk- und Wahrnehmungsstörungen

Im geistigen Bereich nehmen die Denk- und Merkfähigkeit ab. Zunächst sind vor allem das Kurzzeitgedächtnis, die Orientierungsfähigkeit, zum Teil die sprachliche Ausdrucksfähigkeit und das Zeitgefühl betroffen. Verwirrtheit, Desorientiertheit, Vergeßlichkeit, Verkennen von Personen, die Unfähigkeit, einfache Denkaufgaben zu erledigen, Störungen des Abstraktionsvermögens, zunehmende Schwierigkeiten beim Lernen und Einprägen sowie Störungen des Tag-Nacht-Rhythmus sind die Folgen. Das Planungsvermögen und das In-Gedanken-Vorwegnehmen von Problemlösungen als wichtige Voraussetzung für viele Aktivitäten, wie z. B. Kochen, Erledigen einer handwerklichen Aufgabe, Tagesstruktur, sind bei vielen Kranken früh und deutlich beeinträchtigt. Oft folgt aus dieser Einbuße in der Planungskompetenz die oft zu beobachtende scheinbare Interesselosigkeit der Patienten.

Auch Störungen des (visuellen) Erkennens von Gegenständen und der räumlichen Tiefenwahrnehmung sind nicht selten.

Halluzinationen (Trugwahrnehmungen) und wahnhafte, nicht korrigierbare Überzeugungen können als Folge der geistigen Beeinträchtigungen oder als Ausdruck der emotionalen Befindlichkeit auftreten (Tab. 9).

Tab. 9	**Kognitive („geistige") Störungen**
	• ungeordnetes, verlangsamtes Denken oder fehlende Initiative oder Spontaneität im Denken, • Umstellungsschwierigkeiten, Haften an Gedanken oder Handlungen, oft an unwesentlichen Details, • gestörtes Urteilsvermögen, • unvollständiges oder unangemessenes Erfassen von (sozialen) Situationen, • beeinträchtigte Planungskompetenz, • lückenhaftes Gedächtnis, Merkfähigkeitsschwäche, • Orientierungsstörungen (Wochentag, Tageszeit; gegenwärtige(r) Aufenthaltsort und Situation; bezüglich der eigenen Person), • Verkennungen, Wahngedanken, Halluzinationen.

4.2.2. Störung des Antriebs, des Affektes und der Affektsteuerung

Im Gefühlsbereich können Empfindungen von Gefühllosigkeit bzw. Gefühlsleere, Teilnahmslosigkeit, Fehlen spontaner Aktivität, Interesselosigkeit, Lustlosigkeit, Mißmut, Depression, Ängstlichkeit, Schlaflosigkeit (manchmal auch vermehrtes Schlafbedürfnis), Feindseligkeit und Aggressivität, Unruhe, Unrast, Getriebenheit, Unsicherheit, Hilflosigkeit und im Verhalten oft Anhänglichkeit und unverbindliche Freundlichkeit vorkommen. Eine weniger bewußte Kontrolle und innere Steuerung von Gefühlen und Gefühlsäußerungen (Gefühlsinkontinenz) sind unmittelbare Folgen des verringerten Denkvermögens. Viele dieser Gefühlszustände können als emotionale Reaktionen im Zusammenhang mit der Erkrankung verstanden werden (Tab.10).

Tab. 10	**Affektive („emotionale") Störungen**

- Teilnahmslosigkeit, Apathie, Lust- und Interesselosigkeit,
- Reizbarkeit, Feindseligkeit,
- Angst, Mißtrauen,
- Depressive Verstimmungen,
- Gefühlsdurchbrüche und Gefühlsschwankungen (Minderung der Affektkontrolle, Affektinkontinenz),
- anhaltende heitere oder mißmutige Verstimmung.

4.2.3. Störungen der praktischen Fähigkeiten

Im weiteren Verlauf der Erkrankung treten Sprech- und Verständnisprobleme sowie Wortfindungsstörungen auf. Probleme bei komplexen motorischen Abläufen (Apraxie) und Schwierigkeiten bei der willentlichen Ausführung von Bewegungen und der Benutzung von Werkzeugen (z.B. Besteck usw.) kommen hinzu.

Harn-, meist auch Stuhlinkontinenz mindern oft frühzeitig das Wohlbefinden und erschweren die Pflege.

Oft sind stereotype Handlungen, wie ständiges Hin- und Herlaufen, Zupfen an Kleidungsstücken, Hantieren und Umhertragen von beliebigen Gegenständen, zu beobachten. Oft wiederholen die Patienten einzelne Sätze oder Wörter, in fortgeschrittenerem Stadium kommt es oft zu sinnfreien, ständigen Wiederholungen von ganzen Sätzen, Wörtern oder nur Silben oder Lauten. Diese Verhaltensweisen sind oft für die Umgebung sehr störend und können oft nur durch sehr komplexe Behandlungs- und Betreuungsangebote für die Erkrankten und ihre Umgebung erträglich gemacht werden (Verhaltensanalyse, Milieugestaltung, Betreuungsformen, Medikamente).

Nicht selten sind Zuckungen einzelner Muskeln oder Muskelgruppen und epileptische, auch typische sogenannte große Krampfanfälle zu beobachten (Tab.11).

Tab.11	**Störungen der praktischen Fähigkeiten**
	• Sprachstörungen und Störungen des Sprachverständnisses (Aphasie), • Störungen des zielgerichteten Handelns bzw. Störungen von Handlungen oder Bewegungsabläufen und zunehmende Unfähigkeit, Gegenstände bei erhaltener Bewegungsfähigkeit und Wahrnehmung sinnvoll zu verwenden (Apraxie), • Stereotypien und repetitives (sich wiederholendes) Verhalten; Schreien, Unruhe und ständiges Wandern, • Harn- und Stuhlinkontinenz.

4.3. Verlauf der Alzheimer-Krankheit

Die Alzheimer-Krankheit verläuft bei jüngeren Menschen im allgemeinen rascher als bei Älteren.

Bei jüngeren Erkrankten und ihren Angehörigen löst das unerwartete Auftreten der Erkrankung meist größte Betroffenheit aus und ist mit schwerwiegenden Veränderungen im Leben verbunden. Ältere Menschen haben dagegen häufiger schon gelernt, auf die Hilfe anderer angewiesen zu sein und rechnen vielleicht eher mit dem Auftreten von Erkrankungen und dem Nachlassen geistiger Fähigkeiten. Aber selbstverständlich leiden ältere Menschen ebenso unter der Erkrankung und reagieren oft mit schwersten Depressionen. Nach einer jüngeren Untersuchung treten bei leichter Ausprägung der Alzheimer-Krankheit zunächst sehr häufig Vergeßlichkeit, das Verlegen von Gegenständen, eine unsichere örtliche Orientierung, eine erschwerte Wortfindung sowie eine zunehmende Interesselosigkeit und depressive Zeichen auf. Mit Zunahme der Erkrankung kommen Schwierigkeiten beim Ankleiden, bei der Körperpflege hinzu, die Tageszeiten werden verwechselt, depressive Verstimmungszustände nehmen zu, die Patienten bleiben passiv und untätig. Nimmt der Schweregrad weiter zu, werden die depressiven Verstimmungszustände seltener, betreffen jedoch immer noch weit über die Hälfte aller Erkrankten. Zu den vorgenannten Symptomen kommen Personenverwechslungen hinzu. Die Tabelle 12 gibt einen Überblick über die Verlaufsstadien der Alzheimer-Krankheit unter Berücksichtigung der kognitiven und körperlichen Leistungsfähigkeit.

Tab. 12 **Verlaufsstadien der Alzheimer-Krankheit**

	Stadium I (1-4 Jahre)	**Stadium II (4-7 Jahre)**	**Stadium III (7-9 Jahre)**
	Selbständige **Lebensführung** weitgehend erhalten	Selbständige **Lebensführung** eingeschränkt	Selbständige **Lebensführung** nicht mehr möglich
Gedächtnis:	Speicherung und Abruf neuer Informationen erschwert, Abruf von alten Erinnerungen weniger betroffen	Hochgradige Vergeßlichkeit, Erinnerung an die eigene Lebensgeschichte verblaßt	Vollständige Unfähigkeit, Gedächtnisspuren zu bilden, inselförmig erhaltene Erinnerungen
Denken:	Bewältigung von komplexen Aufgaben nicht mehr möglich, Arbeitsleistung nimmt ab	Ziehen logischer Schlußfolgerungen, Erkennen von Zusammenhängen und planendes Denken erheblich eingeschränkt	Logisches Schließen und Lösen von Problemen nicht mehr möglich
Sprache:	Wortfindungsstörungen, Benennungsstörungen, ungenaue Ausdrucksweise, Umschreibungen	Verwenden von nicht passenden Wörtern, ständige Wiederholungen, floskelhafte und inhaltsarme Sprache, verminderter Informationsgehalt, Fähigkeiten des Lesens/Schreibens gehen verloren	Rückgang der sprachlichen Äußerungen auf wenige, unter Umständen dauernd wiederholte Wörter und Satzteile, verbale Verständigung oft aufgehoben
Optisch – räumliche Fähigkeiten:	Einschätzung räumlicher Verhältnisse erschwert	Ausgeprägte räumliche Orientierungsschwierigkeiten	Völlige räumliche Orientierungslosigkeit, Verkennen von Gefahrensituationen, Sturzgefahr
Verhalten:	Verminderte Spontaneität, Unsicherheit, depressive Verstimmungen, Stimmungsschwankungen	Angstzustände, Wahngedanken, ziellose Unruhe und Wandern	Sexuelle Enthemmung, Teilnahmslosigkeit, Beschäftigungsunruhe, Nesteln
Körperlicher Befund:	normal	Harninkontinenz	Parkinson-ähnliche Bewegungsstörungen, Harn- und Stuhlinkontinenz, Schluckstörungen, Bettlägrigkeit, Krampfanfälle
		Diagnostische Schwelle	Schwelle der Heimunterbringung

Häufig wird zur Einteilung der Krankheitsstadien auch die Geriatric Deterioration Scale (GDS) verwendet.

In der letzten Phase der Erkrankung bewegen sich die Patienten kaum noch, die Wahrnehmung beschränkt sich auf elementare Bereiche, wie z. B. Gesichter als solche zu erkennen, jedoch nicht unterscheiden zu können, Stimmen hören und Körperkontakt. Das Erkennen vertrauter Personen ist wahrscheinlich am ehesten über die Stimme möglich.

Unmittelbare Todesursachen sind zumeist hinzutretende Komplikationen wie Lungenentzündung, Unterernährung, Austrocknung oder Infektion in Folge einer Schwäche des Immunsystems.

II. Was bedeutet es, an einer Demenz zu leiden?

1. Beginn der Erkrankung und emotionale Reaktionen

Zu Beginn einer dementiellen Erkrankung nehmen die meisten Menschen nicht bewußt wahr, daß sie an einer Krankheit leiden oder daß ihre geistigen Fähigkeiten und das Gedächtnis nachlassen. Jeder Mensch erlebt zu bestimmten Zeiten Schwankungen oder Phasen, in denen er weniger leistungsfähig, vergeßlicher, unkonzentrierter ist und sich schneller überfordert fühlt. Dies kann auf unterschiedliche Ursachen zurückzuführen sein, wie beruflichen Streß, wichtige Veränderungen im Leben, Unzufriedenheit mit Lebensumständen, Trauer- und Verlusterlebnisse oder nur eine geringfügige Erkältung. So sind auch für Demenzkranke und ihre Angehörigen diese Schwankungen meist zunächst kein Grund zu ernster Beunruhigung oder den Gedanken an eine Erkrankung. Plausible Erklärungen für Veränderungen helfen uns ja auch, im täglichen Leben unser inneres Gleichgewicht zu erhalten und uns nicht durch jede Veränderung aus der Ruhe bringen zu lassen.

Die Alzheimer-Krankheit beginnt fast immer schleichend. Auch im weiteren Verlauf treten nur allmähliche und kaum merkbare Veränderungen auf, die für die Erkrankten und für die Angehörigen weniger und meist erst spät offensichtlich werden.

Durch viel Anstrengung ist es den Erkrankten zu Anfang noch möglich, ihr geistiges Leistungsniveau aufrechtzuerhalten oder zumindest unverändert leistungsfähig zu erscheinen. Die Symptome treten daher oft erstmals nach zu großer Anstrengung oder infolge Erschöpfung, z. B. nach einer beliebigen körperlichen Erkrankung, auf.

Bei älteren Menschen die einen sehr regelmäßigen und gewohnten Tagesablauf haben und geistig nicht so sehr gefordert sind, können die Beeinträchtigungen im Denken und Gedächtnis lange unbemerkt bleiben. Erst bei plötzlichen Veränderungen, wie Umgebungswechsel, Klinikeinweisung wegen einer anderen körperlichen Erkrankung, mit

neuen Anforderungen oder zusätzlichen Belastungen, treten dann plötzlich Symptome auf. Allerdings reagieren auch gesunde ältere Menschen im allgemeinen empfindlicher auf Veränderungen und Überforderung, da sich im Alter die Flexibilität und Schnelligkeit des Denkens, die Aufnahmegeschwindigkeit und die Speicherkapazität im Bereich des Kurzzeitgedächtnisses gewöhnlich mindern. Dies ist jedoch nicht als pathologisch zu betrachten, sondern eher als Ergebnis einer Umstrukturierung des kognitiven Apparates zugunsten anderer Funktionen.
Die fortschreitende Beeinträchtigung durch die hirnorganischen Veränderungen führt zur Belastung des Erkrankten und der Angehörigen. Durch die Vergeßlichkeit, die Konzentrationsstörungen und räumliche Orientierungsprobleme, die typischen Erstsymptome der Alzheimer-Krankheit, sind die Erkrankten oft reizbar, fühlen sich häufiger erschöpft oder haben das Gefühl, nicht mehr klar denken zu können. Sie klagen über Kopfdruck, Schwindel oder Benommenheit u. ä.
Andere „lassen sich gehen", versuchen, schwierigen Situationen aus dem Weg zu gehen, oder verlieren das Interesse in Bereichen, in denen sie sich überfordert fühlen. Erkrankte und Angehörige sind in dieser Zeit oft sehr ratlos. Wachsende Verunsicherung und psychischer Streß verstärken wiederum diese Symptome.
Die Erkrankten versuchen auf unterschiedliche, psychologisch verständliche Weise, ihr inneres Gleichgewicht zu erhalten und mit den Veränderungen zurechtzukommen.
Innere Spannungen, Unzufriedenheit, Überforderung und Ängste können sich bei einem Teil der Erkrankten in Reizbarkeit bis zu Wutausbrüchen oder in Weinkrämpfen äußern. Oft genügen geringfügige Anlässe für derartige Reaktionen.
Das Erleben des Nachlassens der eigenen geistigen Fähigkeiten, von Fehlern und Versagen, z. B. weil ein verlegter Gegenstand nicht wiedergefunden werden kann, können zu Schuldzuweisungen und Vorwürfen gegen andere führen, bis hin zu wahnhaften Vorstellungen von Diebstahl und andersartigen Beeinträchtigungen.
In wahnhaftem Erleben und paranoiden Vorstellungen kommen oft existentielle Ängste des Erkrankten zum Ausdruck, wie Minderwertigkeit, Unzulänglichkeit, Verarmung u. a.
Reagieren auch Angehörige oder Betreuer auf Grund der eigenen

Angespanntheit oder, weil sie zuwenig Einsicht in die dahinterstehende Problematik haben, verunsichert oder gereizt, **mit Zorn, Zurückweisung oder rein verstandesmäßigen verbalen Klärungsversuchen**, kann sich der Erkrankte in verletzende Beschimpfungen hineinsteigern, die seinem Wesen und seiner eigentlichen Einstellung gegenüber dem anderen widersprechen. Oder er zieht sich gekränkt zurück.

Bei solchen Auseinandersetzungen werden oft Differenzen und Probleme vom Erkrankten thematisiert, die eigentlich nicht Gegenstand der aktuellen Auseinandersetzung sind, was zu zusätzlichen Schwierigkeiten führt (z.B. Ängste, benachteiligt zu werden; Eifersucht). Derartige Verlagerungen des Kampfgeschehens kommen jedoch auch bei Gesunden vor, wie wir alle aus eigener Erfahrung wissen.

Besonders Menschen, die in ihrem bisherigen Leben immer selbständig und unabhängig waren und einen großen Teil ihres Selbstwerts und ihrer Identität hieraus zogen, erleben die Leistungseinschränkungen besonders kränkend und reagieren häufig entsprechend stärker mit Verleugnen, Vertuschen von Fehlern und Gedächtnisschwächen, mit **Schuldzuweisungen** und **Aggressionen** gegen sich und andere. Sie können sich so in ihrer Existenz bedroht fühlen, daß sie sich gegen alle rationalen, vernünftigen Einsichten und Erklärungen wehren und gefühlsmäßig übersteigert oder hochgradig verletzbar und gereizt reagieren.

Das Erleben eingeschränkter Leistungsfähigkeit kann jedoch auch zu Angst vor Mißachtung und Zurückweisung durch andere führen, mit dem Bedürfnis, sich ständig der **Zuneigung** und **Akzeptanz** anderer zu versichern.

Menschen, die früher gewohnt waren, über sich und andere, z.B. in der Familie, zu bestimmen und Verantwortung zu übernehmen, haben es schwerer, **Verantwortung** abzugeben und **Hilfe** und **Abhängigkeit** zu akzeptieren. Selbst wenn Angehörige oder Betreuer sich bemühen, dem Erkrankten weiterhin Wertschätzung entgegenzubringen und dabei großes diplomatisches Geschick entwickeln, sind Situationen, in denen der Erkrankte mit der eigenen Hilflosigkeit und Abhängigkeit konfrontiert ist oder ihm von außen Grenzen gesetzt werden, unvermeidbar. Er kann nur allmählich, mit viel Geduld, Einfühlungsvermögen und konsequenter Haltung und klarem Umgang durch die Betreuenden seine eigenen Verhaltensgewohnheiten und Rollenkonzepte verändern.

Besonders schwer können solche Veränderungen gegenüber Angehörigen sein, zu denen über lange Zeit ein festes und klares **Rollenverhältnis** bestand (z.B. Mutter-Tochter). Oft fällt es aber auch den Angehörigen schwer, ihre eigenen Einstellungen und Erwartungen gegenüber dem Erkrankten und ihre eigenen Verhaltensgewohnheiten und Rollenkonzepte zu ändern und sich in die neue Verantwortlichkeit zu finden.

Das Erleben innerer und äußerer Verluste durch krankheitsbedingte Veränderungen führt bei den meisten Erkrankten zu **Trauer, Schmerz und Scham.** Viele haben vor allem am Anfang der Erkrankung Phasen, in denen sie depressiv oder verzweifelt sind.

Geduld und Zuwendung, die Erfahrung, trotz der Veränderungen geliebt und geachtet zu werden, und manchmal auch Ablenkung und Aufmunterung können ihnen in dieser Situation helfen.

Manchmal möchte der Kranke vielleicht auch mit seinen Gefühlen allein sein, dies soll respektiert werden.

Ein Teil der Erkrankten versucht, sich das Gefühl der Selbständigkeit und **Unabhängigkeit durch Geschäftigkeit** und von außen oft sinnlos erscheinende Aktivitäten aufrechtzuerhalten. Dies hilft ihnen auch, von krankheitsbedingten Veränderungen abgelenkt zu sein und subjektiv Kontinuität im eigenen Erleben zu bewahren. Steigert sich diese Geschäftigkeit in quälende Unrast und Überaktivität, lassen sich die Erkrankten durch Entgegenbringen von Ruhe, Gelassenheit, Aufmerksamkeit und durch das Vermitteln von Sicherheit und Vertrauen oft beruhigen.

Andere entwickeln die Tendenz, Situationen aus dem Weg zu gehen, vor denen sie Angst haben oder in denen ihr Versagen zutage treten könnte, und zeigen sich desinteressiert an Dingen, für die sie früher, Interesse hatten. Sie versuchen damit, Enttäuschungen und beschämende Erfahrungen zu vermeiden und sich zumindest das Gefühl oder den Anschein von Kompetenz zu erhalten.

Häufig vermeiden sie auch Situationen und Aktivitäten, die sie selbst noch oder mit der Hilfe anderer bewältigen könnten.

Trauerreaktionen, Motivationslosigkeit, Inaktivität und Verarmung an Kontakten und Anregungen können diese Tendenz verstärken und zu einer depressiven Stimmungslage beitragen.

Im **Rückzugsverhalten** kann auch der Wunsch des Erkrankten zum Ausdruck kommen, anderen nicht zur Last zu fallen oder unangenehm und unpassend in Erscheinung zu treten. Bei vielen Erkrankten bleibt die Sensibilität im zwischenmenschlichen Bereich und für sozial geprägte Umgangsformen erstaunlich lange erhalten. Diese **Fassade** ist kostbar und sollte auch intensiv gepflegt werden, denn sie ist Voraussetzung und Basis des sozialen Kontaktes.

2. Denken

Mit fortschreitender Erkrankung wird das Denken kurzschrittig, schließlich bruchstückhaft. Ein Erkrankter kann mitten im Satz vergessen, was er zu Beginn ausdrücken wollte. Gedanken können nicht mehr zu Ende geführt, in größere Zusammenhänge gestellt oder miteinander in Beziehung gebracht werden. Die Erkrankten können immer weniger planvoll, zielgerichtet und logisch denken. Während einfache Einzelaufgaben lange noch für kurze Zeit behalten und ausgeführt werden können, entstehen oft Schwierigkeiten, wenn zwei Aufgaben gleichzeitig gegeben werden, wie z. B.: „Ziehen Sie das Hemd **und** die Hose an" oder „Essen Sie erst die Suppe **und** dann das Hauptgericht."

Das **Abstraktionsvermögen** und das Verständnis für abstrakte Begriffe und Denkinhalte lassen nach. Sprichwörter, Redewendungen verlieren ihre Bedeutung. Der Erkrankte haftet am Konkreten. Erklärungen werden nicht mehr verstanden. Sprachliche Ironie führt zu schweren Mißverständnissen und oft zu ungewollten Kränkungen.
Denkinhalte wechseln oft schnell und richten sich nach momentanen Außenreizen oder Bedürfnissen.
Zuvor Gedachtes, Wahrgenommenes und eigene Handlungen werden schnell vergessen.
Als Folge davon geht die Zeitperspektive im Denken verloren, d. h., die Erkrankten können sich gegenwärtige Situationen nicht mehr aus vergangenen erklären. So können sie sich unter Umständen nicht selbst erklären, warum sie sich in einem Pflegeheim befinden.
Ebenso können sie sich immer weniger gedanklich ein Bild von der Zukunft machen. Zukunftserwartungen entspringen daher eher aktueller Gestimmtheit und zufälligen Einfällen.

3. Wahrnehmung

Die Erkrankten wählen weniger bewußt und zielgerichtet Wahrnehmungsinhalte aus. Sie können sich nicht mehr über längere Zeit auf bestimmte Dinge konzentrieren und dabei andere, derzeit unwichtige unbeachtet lassen. Ebenso werden die Einordnung und gedankliche Weiterverarbeitung von Wahrnehmungen beeinträchtigt.

In einer lebhaften Unterhaltung, in der mehrere Personen gleichzeitig sprechen, kann der Erkrankte sich deshalb nicht auf ein bestimmtes Gespräch oder eine Person konzentrieren. Er hört vielleicht dann alle Stimmen auf einmal oder nimmt Bruchstücke von Aussagen verschiedener Personen wahr.

Ähnlich geht es ihm in einer belebten Straße, wo Geräusche, plötzlicher Lärm, Autos, Menschen, Schaufenster usw. auf ihn eindringen.

Viele unterschiedliche, intensive und schnell wechselnde Sinneseindrücke können beim Erkrankten schnell zu Überforderung mit entsprechenden emotionalen Reaktionen führen.

Probleme bei der gedanklichen Verarbeitung von Wahrgenommenem entstehen z. B. beim Fernsehen: Die Kranken erleben die Bilder als wahre Begebenheiten, die sich im Moment in der Wohnung abspielen. Wechselnde Bildfolgen können gedanklich nicht in Zusammenhang gebracht werden. Schließlich resultieren Verkennungen und auch Halluzinationen aus solchen gedanklichen Fehleinschätzungen und Fehlverarbeitungen von Sinneseindrücken.

Auch die unmittelbare Verknüpfung von Wahrnehmung, Denken und Handeln gerät in Verwirrung, z. B. werden beim Autofahren die Richtungen verwechselt, beim Kochen sind die einzelnen Arbeitsgänge nicht mehr aufeinander abgestimmt oder es fehlen Arbeitsschritte.

Das **Nichteinordnenkönnen von Wahrnehmungen** führt zusammen mit sprachlichen Verständnisschwierigkeiten und Gedächtnisproblemen dazu, daß sich die Erkrankten immer wieder auch in eigentlich bekannten Situationen neu und fremd fühlen. Für einen Gesunden ist dieses Erleben vielleicht durch die Vorstellung nachzuempfinden, man würde sich fortwährend, in stetigem Wechsel, an verschiedenen Orten, in fremden Ländern befinden, deren Sprache man nicht kennt. Man kann sich die dadurch entstehende Verwirrung und Belastung annähernd begreiflich machen.

Für die Kranken gewinnen nonverbale Signale, wie Tonfall, Mimik, Gestik, Berührung und Bewegung, immer größere Bedeutung für die Wahrnehmung und Einschätzung der Umwelt.
Vertrauensvoller Umgang, ruhige und bestimmte freundliche Zuwendung mit stimmiger gestischer und mimischer Begleitung können dem Erkrankten fremde Situationen erleichtern.

4. Gefühlsmäßiges Erleben und Handeln

Mit den Veränderungen im Denken verändern sich auch die bewußte, gezielte Wahrnehmung, der gedankliche Umgang mit Gefühlen und Handlungen, aber auch die Kontrolle sowie das Ausdrücken von Gefühlen.
Mit intakten geistigen Fähigkeiten können wir unterschiedlich auf Gefühle reagieren: Wir können sie spontan zum Ausdruck bringen und spontan darauf reagieren, so, indem wir jemanden in den Arm nehmen, weil er uns eine freudige Mitteilung gemacht hat. Wir können jedoch auch abwartend reagieren und versuchen, den Ausdruck oder die innere Wahrnehmung von Gefühlen bewußt zu vermeiden oder zu kontrollieren und spontane gefühlsbedingte Reaktionen zu unterlassen. Oder wir gehen gedanklich mit Gefühlen um, indem wir beispielsweise schnell eine passende Erklärung für ein plötzliches, lautes Geräusch finden, wodurch der Schreck und die momentane Angst schnell wieder abklingen.
Dem Erkrankten gehen diese Fähigkeiten mehr und mehr verloren. Gefühle, das Ausdrücken von Gefühlen, gefühlsbedingte Handlungen und Handlungen im allgemeinen können weniger bewußt beeinflußt, gedanklich gesteuert und kontrolliert werden. So kann es sein, daß ein Erkrankter die Hilfe eines anderen Menschen, z. B. beim Waschen oder Ankleiden, als persönlichen Angriff, als Eingriff in seine Privatsphäre, Beeinträchtigung seiner Selbständigkeit oder als Überforderung erlebt und daraufhin nach dem Helfer schlägt, diesen hindern möchte oder davonzulaufen versucht. Oder er weint plötzlich, weil ihn, für andere oft nicht nachvollziehbar, etwas intensiv beeindruckt. Durch Unsicherheit und beeinträchtigtes Selbstwertgefühl reagieren die Erkrankten außerdem empfindlicher.
Komplexe Situationen sind für die Erkrankten auch oft nicht vollständig

überschaubar, so daß sie im jeweiligen Augenblick nur Einzelaspekte wahrnehmen und beachten. So kann es sein, daß die Kranken ganz auf ihr eigenes Handeln oder nur auf einen Ausschnitt in der Umgebung konzentriert sind, ohne den Zusammenhang zu erfassen.

Ein Erkrankter, der auf die Frage seiner Frau, warum er eben nach ihr geschlagen habe, dies leugnet und sagt, er würde so etwas nie tun, lügt deshalb möglicherweise nicht. Vielleicht war er sich im Moment wirklich nicht darüber im klaren, daß seine Frau es war, nach der er schlug, oder er reagierte, ohne sein eigenes Handeln wahrzunehmen bzw. zu registrieren.

Da das Gefühlsleben an sich, die Wahrnehmung und das Ausdrücken von Gefühlen bei den Erkrankten lange intakt bleiben, gewinnt dieser Bereich für sie und ihre Kommunikation mit der Umwelt im Verlauf der Erkrankung größte Bedeutung.

Bei manchen Erkrankten, die früher sehr verstandesmäßig orientiert oder gefühlskontrolliert waren, kann sich so sogar ein überraschender Wandel zu mehr Offenheit, Ausdrucksfähigkeit und Zugänglichkeit im Gefühlsbereich ergeben.

Menschen, die schon sehr früh gelernt haben, ihre Gefühle nicht offen zu zeigen, können diese Tendenz jedoch trotz eingeschränkter geistiger Fähigkeiten auch während der Erkrankung sehr lange beibehalten.

Auch die Sorge, etwas falsch zu machen oder unangenehm aufzufallen, kann zu einer vorsichtigen und abwartenden Haltung gegenüber anderen führen.

Erkrankte lassen sich oft auch leichter von Gefühlen und Stimmungen ihrer Umgebung anstecken, sie sind mehr und mehr von Stimmungen abhängig. Denken und Handeln unterliegen zunehmend der Beeinflussung durch die momentane Stimmung.

Übergänge vom Weinen zum Lachen oder von Angst zu Freude können sehr schnell sein. Eine belustigende Situation kann genauso wie ein erschreckendes Erlebnis schnell vergessen sein, vor allem, wenn kurz darauf andere intensive Eindrücke folgen.

Andererseits können sich länger dauernde schwierige oder emotional belastende Situationen auch noch längere Zeit auf die emotional-geistige Verfassung des Erkrankten auswirken.

Man kann sich dies auf zweierlei Weise erklären: Zum einen können emotionale Belastungen genauso wie neue oder zusätzliche Anforderungen im intellektuellen Bereich die geistige Verfassung des Erkrankten so aus dem Gleichgewicht bringen, daß er längere Zeit zur Stabilisierung braucht.

Zum anderen könnten Affekte länger anhalten und länger auf das Verhalten des Erkrankten wirken. Besonders tiefe Gefühle und Empfindungen könnten davon betroffen sein. Die Situationen aber, die diese Gefühle hervorgerufen oder begleitet haben, sind schon vergessen.

Gefühle und Sinneseindrücke sind für die Erkrankten jedoch oft auch wichtige Gedächtnishilfen, die unmittelbar Verbindungen zu Gedächtnisinhalten schaffen.

Durch zunehmende Beeinträchtigungen im Denken und in der bewußten Handlungssteuerung werden die Erkrankten immer unfähiger, sich gegen zu viele Sinneseindrücke zu schützen oder sich auf wesentliche zu konzentrieren.

Andererseits fällt es ihnen schwer, Anregungen oder Beschäftigungen aus eigener Initiative zu suchen. Sie sind daher auf die Aufmerksamkeit und Sensibilität anderer angewiesen.

Handlungen, die einen sehr hohen Gewohnheitsgrad haben und schon früh gelernt wurden, kann der Erkrankte grundsätzlich leichter ausführen. Gelingt eine Handlung, die er eigentlich noch gewohnheitsmäßig ausführen kann, beim ersten Mal nicht oder bricht im Bewegungsablauf ab, ist es manchmal sinnvoll, ihn abzulenken und es dann, oder ohne Ablenkung zu einem späteren Zeitpunkt, nochmals versuchen zu lassen.

Zuviel bewußte Aufmerksamkeit oder Streß können den Ablauf gewohnter Handlungen beeinträchtigen.

Dagegen können gezielte Sinnesreize, wie z. B. das Antippen des Fußes vor dem Treppensteigen, das Ausführen von Handlungen erleichtern.

Für Handlungen, besonders mit komplexen und mehrgliedrigen Abläufen, die bewußt koordiniert und gesteuert werden müssen, benötigt der Erkrankte viel Zeit und Geduld.

Jeder auch kurze Bewegungsablauf stellt für ihn eine schwierige Aufgabe dar, die viel Konzentration erfordert. Einen Knopf am Mantel zu schließen, kann für ihn ebenso schwierig sein wie Autofahren für einen Fahranfänger.

Für die Erkrankten kann dies alles immer wieder zu einer schmerzlichen Erfahrung werden, da sie häufig noch wissen, wie leicht sie früher solche

Tätigkeiten ausführen konnten und wie selbstverständlich sie für einen gesunden Menschen sind. Deshalb können sie in solchen Situationen leicht die Geduld verlieren und vorschnell aufgeben.
Stete Geduld, verläßliche Zuwendung und vor allem Wertschätzung der Bemühungen helfen ihnen, sich allmählich auf ihr verändertes Leistungsvermögen einzustellen.

5. Sprache

Zu Beginn hat der Erkrankte vor allem Schwierigkeiten, bestimmte Wörter zu finden und komplizierte Sätze zu verstehen und zu formulieren.
Später fällt es schwerer, mit abstrakten Begriffen umzugehen, und es werden nur kurze und einfache Sätze verstanden.
Manche Erkrankte erfinden daher Geschichten und Erklärungen, wenn sie auf Gedächtnislücken stoßen oder wechseln einfach das Thema.
Im allgemeinen ist dies kein absichtliches Täuschungs- oder Ablenkungsmanöver, sondern der Versuch, Erfahrungen in einen sinnvollen Zusammenhang zu bringen und Hilflosigkeit zu vermeiden. Zudem verlieren die Erkrankten auch leicht den inhaltlichen Faden und wechseln dann unabsichtlich das Thema.
Mit Fortschreiten der Erkrankung nehmen Wortfindungsschwierigkeiten zu, ebenso die Probleme, einen Satz sinnvoll aufzubauen. Es können Verwechslungen mit klangähnlichen Wörtern auftreten. Zum Teil weiß der Erkrankte, was er sagen möchte, kann es aber nicht in Worten ausdrücken.
Hilfreich ist es, ihm beim Sprechen Zeit zu lassen und ihn nicht unter Druck zu setzen.
Sprechen zu und mit dem Erkrankten in angemessener Weise regt die sprachlichen Fähigkeiten an. Es sollte einfach, mit kurzen, wenigen Sätzen, ruhig und nicht überfordernd gesprochen werden. Nach geduldigem Zuwarten etwas auf die Sprünge helfen oder Alternativen anbieten, die mit Ja oder Nein beantwortet werden können, erleichtert in späteren Phasen die Verständigung.
Eine nicht kleine Zahl der Erkrankten schreien, rufen oder machen auf andere Weise laute Geräusche, möglicherweise in Abhängigkeit vom Ausmaß der erzwungenen Bewegungseinschränkung (Immobilität).

Dabei sind Geräuschwiederholungen verschiedenster Art, sich wiederholende (repetitive) Monologe, Wiederholungen einzelner Wörter, Satzbruchstücke oder Sätze, teils gesprochen, teils gesungen, teils im Tonfall eines Gebetes vorgetragen, stereotype Bitten u. ä., Perseverationen von Silben („Da – da – da...“), Kreischen, Brummen, Stöhnen, Räuspern und anderes mehr zu beobachten.
Für diese Geräusche bzw. Sprachäußerungen kann der Begriff **repetitive Verbalisation** oder vereinfachend **repetitives Schreien** benutzt werden.
Zwar gehen verschiedene Fachleute davon aus, daß diese Lautäußerungen keinen Sinn ergeben, jedoch eröffnet sich häufig bei genauerer Betrachtung des Verhaltens eine direkte oder indirekte Botschaft des Patienten. Insbesondere wenn statt der augenscheinlichen sinnfreien Verbalisation, inhaltlich Aspekte, wie z. B. Klagen, Beschwerden, Schmerzmitteilung, Fluchen, Verlangen nach Hilfe u. ä. Gegenstand der stereotypen Äußerungen sind (s. auch Kapitel IV. 2.5.).

6. Anhänglichkeit, Sicherheit und Lernen

Beim weiteren Fortschreiten der Erkrankung, besonders wenn sprachliche Verständigungsprobleme auftreten, die Orientierung auch in bekannter Umgebung schwieriger wird und das Kurzzeitgedächtnis stärker nachläßt, suchen die Kranken oft Sicherheit und Schutz bei anderen Menschen. Meist sind es Nahestehende, die viel Zeit mit ihnen verbringen, oft aber auch unbekannte Personen, die aus unterschiedlichen, teils unbekannten Gründen vertrauensvoll auf sie wirken.
Ohne die Gewißheit der Sicherheit und Unterstützung durch diese Menschen fühlt sich der Erkrankte hilflos und verloren.
Er versucht deshalb, in ihrer Nähe zu bleiben und vergewissert sich immer wieder ihrer Hilfe und Anwesenheit. Er weiß nicht, wenn er allein im Zimmer sitzt, wie lange er schon da sitzt oder wann die Person, die für ihn wichtig ist, wiederkommt. Er wird unsicher und schaut, ob er sie findet. Eine zuvor erhaltene Erklärung, z. B. daß der Ehepartner kurze Zeit zum Einkaufen unterwegs ist, wird er sich kaum längere Zeit merken können. Ebensowenig kann er sich selbst innere Sicherheit verschaffen, indem er sich erinnert, daß die Person vertrauenswürdig ist

und ihn nicht längere Zeit im Stich lassen würde. Er handelt statt dessen aus seinem momentanen, aktuellen Empfinden und daraus resultierenden Beurteilungen der Situation.
Unterschiedliche Verhaltensweisen können das Ziel haben, Hilfe, Sicherheit und Zuwendung zu erreichen und zu erhalten: So läuft ein Erkrankter ständig hinter seinem Betreuer her, stellt ständig Fragen, erscheint dabei kindlich und hilflos.
Ein anderer straft, tyrannisiert, erteilt Vorschriften, stellt Forderungen oder vermittelt Schuldgefühle.
Die Liebenswürdigkeit und Höflichkeit vieler Erkrankter ist sicherlich zum Teil auch ein – meist nicht bewußt kalkulierter – Versuch, auf diese Weise Zuwendung und Vertrauen zu finden.
Nicht immer, wenn sich ein Erkrankter anscheinend hilflos zeigt, muß er sich auch unmittelbar hilflos fühlen, etwa wenn er immer wieder nach dem Angehörigen schaut. Möglicherweise fühlt er sich auch untätig, sucht Kontakt oder handelt aus Gewohnheit.
Ebenso muß er nicht immer, wenn er sich hilflos fühlt, unmittelbar auf tätige Hilfe angewiesen sein. Manchmal genügt ein vertrauensvoller Blick oder ruhiges Zuwarten, bis er z. B. selbst den Knopf am Mantel geschlossen hat.
Anhänglichkeit und ständiges Suchen der Nähe anderer können für den Erkrankten mitunter auch selbst unangenehm sein.
Das Bedürfnis, eigene Wege zu gehen, bleibt sicher ebenso erhalten wie das Bedürfnis nach Abgrenzung der eigenen Identität. Sicherheit zu spüren, ohne zuviel Nähe oder gar sich abhängig zu fühlen, kann dann ein Anliegen sein.
Das Grundbedürfnis nach offener, auch körperlicher Zuwendung ist jedoch bei vielen Erkrankten sehr groß.
Manche Erkrankte, deren Denkvermögen noch relativ intakt ist, können auch komplizierte Strategien entwickeln, um sich der Hilfe anderer immer wieder zu vergewissern.
Auch bei diesem Verhalten handelt es sich jedoch weniger um bewußtes, gedanklich geplantes Handeln, sondern eher um ein intuitives Vorgehen auf Grund der aktuellen Wahrnehmung und gefühlsmäßigen Einschätzung einer Situation.
Das Verhalten wird oft mit dem von Kindern verglichen. Im Unterschied dazu sind jedoch Kinder zunehmend in der Lage, einsichtig zu werden

und aus Einsicht Verhaltensweisen zu erlernen. Dem Erkrankten gehen diese Fähigkeiten jedoch verloren.
Aus Einsicht zu lernen wird für ihn immer weniger möglich. Deshalb können Verhaltensweisen von ihm auch nicht durch rationale Erklärungen und das Vermitteln von Einsicht verändert werden. Selbst wenn er im Moment Einsicht und Verständnis gewinnt, hat er es in der nächsten, obwohl ähnlichen Situation wahrscheinlich wieder vergessen.
Lernen und das Einüben von Verhaltensweisen ist für den Erkrankten nur noch durch häufiges und geduldiges Wiederholen mit vielen Pausen möglich, wobei eine entspannte Atmosphäre, positive Gefühle, Erfolgserlebnisse, Lob und Zuwendung die Aufmerksamkeit erhöhen und – wie auch bei anderen Menschen – das Lernen erleichtern.
Schwierige Verhaltensweisen verlernen kann der Erkrankte am ehesten, wenn sie keine Aufmerksamkeit finden, nicht zum Erfolg führen oder immer wieder durch Ablenkung oder Zuwendung unterbrochen werden.
Problematische Verhaltensweisen zeigen sich seltener, wenn der Kranke geeignete Möglichkeiten hat, seinen verbliebenen Bedürfnissen und Interessen nachzugehen. Eine für ihn attraktive Beschäftigung kann z. B. dazu führen, daß er seltener den Wunsch hat, die Wohnung zu verlassen, weil er glaubt, zur Arbeit gehen zu müssen.
Bestrafung unerwünschter Verhaltensweisen durch den Betreuer kann zu einer Verstärkung dieser Verhaltensweisen führen, da sie die Aufmerksamkeit des Erkrankten auf dieses Verhalten zieht. Vor einer verschlossenen Tür zu stehen, die man nicht aufbekommt, kann bereits als Bestrafung erlebt werden!

7. Langzeitgedächtnis

Auch im Bereich des Langzeitgedächtnisses verblassen zunehmend die Erinnerungen, zunächst an die kurz zurückliegende Vergangenheit, dann ältere Gedächtnisinhalte. Die Erinnerungen werden bruchstückhaft und verlieren die Beziehung zueinander. Weiter zurückliegende Erinnerungen sind zunächst weniger betroffen, und so ergibt sich für den Erkrankten aus den zurückliegenden Erinnerungen oft ein subjektiv vollständiges und zusammenhängendes Bild von sich selbst und seiner Umwelt. So kann sich der 85jährige als Kind oder auch als 40jähriger empfinden, der täglich zur Schule bzw. Arbeit geht, längst verstorbene Verwandte oder Eltern besuchen möchte u. ä.

Für die Kranken lassen sich in dieser vergangenen inneren Wirklichkeit leichter Bezüge herstellen, und sie haben ein intakteres Selbstwert- und Identitätsgefühl.

Deshalb fühlen sie sich in dieser vergangenen Realität trotz Widersprüchlichkeiten, denen sie immer wieder begegnen, oft sicherer als in der gegenwärtigen Wirklichkeit, die sie kaum mehr einordnen und mit dem eigenen Leben in Beziehung setzen können.

Werden sie auf Widersprüche aufmerksam gemacht, reagieren sie oft mit Unverständnis, Ablehnung oder Verleugnen. Verständlicherweise verliert damit auch vieles Gegenwärtige an Bedeutung, das nicht mit der früheren Vergangenheit in Verbindung steht, z. B. aktuelle Tagespolitik, aber auch wichtige Familienereignisse.

Diplomatisches Geschick und Verständnis der Umgebung helfen den Erkrankten, nicht zu sehr mit Widersprüchlichkeiten in Konflikt zu kommen und den Gegenwartsbezug nur dort herzustellen, wo er wirklich von Bedeutung ist.

Besonders bei alten Menschen können psychisch bedingte Veränderungen, z. B. ausgelöst durch kritische Lebensereignisse (Tod eines nahen Angehörigen, Wohnortwechsel u. a.), Inaktivität, Verarmung an Kontakten und Anregungen, einen größeren organisch bedingten geistig-seelischen Abbau vortäuschen. Hier können vielerlei fördernde Bemühungen und das Eingehen auf die psychische Situation dieser Menschen zum Teil zu überraschenden Erfolgen führen.

8. Anpassungsfähigkeit

Anpassungsfähigkeit bedeutet, sich durch Lernen, Einsicht und Denken auf eine veränderte und sich ständig verändernde Umwelt einzustellen. Anpassung ist damit ein aktives Verhalten, die nicht mit bloßer Unterordnung, zum Beispiel aus Angst, zu verwechseln ist.

Für Alzheimer-Kranke beschränkt sich Anpassungsfähigkeit zunehmend darin, gefühlsmäßig aufgrund der gleichsam „geschichtslosen" momentanen Wahrnehmung und Beurteilung einer Situation und der eigenen Bedürfnislage zu reagieren und zu handeln.

Lernen kann der Erkrankte in geringem Ausmaß und nur durch häufig wiederholte Erfahrungen. Diese Art Anpassungsfähigkeit reicht nicht

aus, sich in einer veränderten Umgebung, wie nach Umzug in ein Pflegeheim, allein zurechtzufinden. Dies ist ein Grund, warum jede Veränderung für den Erkrankten schwierig zu bewältigen ist.
Weitere Gründe sind der Verlust des gewohnten Rhythmus und des Tagesablaufs. Beides gab dem Erkrankten Sicherheit, Orientierung und stellte viele emotionale Bezüge her.
Plötzliche Veränderungen können deshalb leicht zu einem geistig-seelischen Zusammenbruch führen.
Besonders zu Beginn solcher Veränderungen ist deshalb verständnisvolle Unterstützung und viel Zuwendung wichtig, um überschießende emotionale Reaktionen und zunehmende Verwirrung aufzufangen.
Sinnvoll ist es etwa beim Wechsel in ein Pflegeheim, wenn die Pflegemitarbeiter möglichst gut über die Gewohnheiten, bisherige Umgebung, z. B. in der Wohnung, und den Tagesablauf informiert sind und sich konstruktiv und kreativ darauf einstellen.
Eine besondere Möglichkeit bietet das Konzept der Übergangspflege für den Übergang aus einem Krankenhaus in die Wohnung oder in ein Heim durch die personelle Kontinuität in der Weiterbetreuung.

9. Schwankungen der Befindlichkeit und Leistungsfähigkeit

Schwankungen in der geistigen Leistungsfähigkeit haben bei Alzheimer-Kranken, abgesehen von den organischen Ursachen, meist dieselben Ursachen wie bei Gesunden, d. h., sie sind überwiegend psychisch bedingt. Nur führen sie beim Erkrankten zu noch größeren und nach außen hin offensichtlicheren Schwankungen.
So ist ein Erkrankter an Tagen, an denen er müde und abgespannt ist, vergeßlicher, unkonzentrierter, und sein Gedächtnis ist schlechter als an Tagen, an denen er ausgeruht ist.
Auch ermüden die Erkrankten schneller bei geistiger Anstrengung, da für sie bereits leichte Aufgaben mit großer Anstrengung verbunden sind.
Manche Erkrankte bemühen sich sehr, z. B. wenn Besuch kommt, sich angemessen zu unterhalten und so zu erscheinen, wie sie es selbst von sich und andere früher von ihnen gewohnt waren. Dies kann derart anstrengend und erschöpfend für sie sein, daß sie ausgedehntere Ruhepausen brauchen.

Wichtig ist deshalb, daß sich Besucher, die grundsätzlich eine positive Wirkung auf den Erkrankten haben, auf diese Situation einstellen.
Überraschend kann auch das plötzliche Auftreten von Erinnerungen oder Fähigkeiten sein, die der Erkrankte schon lange nicht mehr gezeigt hat, oft ausgelöst von nebensächlich erscheinenden Empfindungen oder Sinneseindrücken.
Angst, Streß und Überforderung führen bei Erkrankten noch mehr als bei Gesunden zu einem verringerten Denk-, Lern- und Erinnerungsvermögen.

10. Hunger und Durst

Manche Erkrankte essen und trinken wesentlich mehr als früher, andere dagegen weniger. Dies kann unterschiedliche Ursachen haben: Es kann sein, daß die Erkrankten Hunger, Durst und Sattsein weniger empfinden, daß sie diese Empfindungen nicht richtig zuordnen können oder nicht wissen, wie sie mit praktischen Handlungen darauf reagieren können. Eine andere Erklärung fürs Zuvielessen könnte sein, daß es eine einfache Tätigkeit ist, die der Erkrankte noch gut beherrscht und die ihn beschäftigt. Zuwenigessen könnte dagegen u. a. auch Folge von Überforderung beim Umgang mit Messer und Gabel oder allgemein Ausdruck von Resignation oder innerer Verweigerung sein.
Auch hinzugetretene körperliche Erkrankungen können Ursache für verminderten Appetit oder reduzierte Flüssigkeitsaufnahme sein.

11. Sexualität

Was nimmt ein Mensch zuerst wahr, wenn er einem anderen gegenübertritt? Er nimmt zuerst wahr, ob der (die) andere männlichen (oder weiblichen) Geschlechts ist!
Erotik und Sexualität spielen in jedem Lebensalter eine wichtige Rolle. Kenntnisse über sexuelles Verhalten im Alter sind jedoch in unserer Gesellschaft äußerst lückenhaft und durch Vorurteile bestimmt. Die Sexualität alter Menschen wird meist tabuisiert oder gar als nicht existent betrachtet.
Wissenschaftliche Untersuchungen zur Sexualität alter Menschen sind noch selten und orientieren sich oft an Normen der Sexualität des jüngeren Erwachsenenalters.

Bekannt ist, daß beim alten Mann häufig Potenzstörungen auftreten, die sowohl seelische als auch körperliche Ursachen haben. Meist verhalten sich Frauen sexuell frühzeitiger abstinent als Männer. Jedoch klagen Frauen häufiger über erzwungene sexuelle Abstinenz als Männer.

Neue Beziehungen werden im Alter unter besonderen Schwierigkeiten geknüpft. Menschen werden gewöhnlich wählerischer mit dem Alter, die Gelegenheiten, neue Bekanntschaften zu machen, sind seltener. Dies gilt insbesondere für sexuelle Beziehungen.

Ursachen hierfür sind neben den gesellschaftlichen Bedingungen und Erwartungen außerdem die geringere Mobilität und oft die geringeren finanziellen Mittel im Alter.

Der Verlust des Partners bedeutet in der Regel endgültig das Ende partnerschaftlicher Sexualität.

Der Verlust des selbständigen Wohnens durch Umzug in ein Altersheim oder gar in ein Pflegeheim macht sexuelle Beziehungen fast unmöglich durch die bekannten institutionellen Zwänge, aber auch durch die Haltung der Betreuer. Beziehungen zwischen Heimbewohnern werden oft mit Mißtrauen beobachtet und sogar systematisch unterbunden, bestenfalls belächelt und verspottet. Dabei ist jedem in der Altenpflege Erfahrenen bekannt, daß sexuelle Bedürfnisse im Alter weiterhin bestehen und als Folge der Ghettoisierung meist äußerst unwürdige Bedingungen finden.

Keinesfalls besser ergeht es gewöhnlich alten Menschen, die mit ihren Verwandten, mit ihren Kindern zusammenleben. Diese erwarten gewöhnlich von ihren Eltern, Großeltern etc. absolute Asexualität. Sexuell getönte oder real sexuelle Beziehungen werden mit allergrößtem Mißbehagen wahrgenommen, sogar mit Ekel kommentiert und lösen darüber hinaus nicht selten ökonomische Ängste bei den Kindern aus.

In dieser Situation kommt es daher manchmal zu sexuellen Reaktionen, die, gemessen an den sexuellen Verhaltensstandards in unserer Gesellschaft, unerwartet, befremdlich, persönlichkeitsfremd und/oder krankhaft sind, wie etwa Exhibitionismus vor Kindern oder sexuelle Handlungen an Kindern.

Oft werden solche fast ausschließlich bei Männern zu beobachtenden Fehlhandlungen an Kindern durch ein falsches und in seinen Konsequenzen nicht nur für Alte zerstörerisches Männlichkeitsideal unserer

Gesellschaft der immer gleichbleibenden, stets verfügbaren Potenz begründet. Durch den dabei aufgebauten Erwartungsdruck kommt es zum Versagen in Begegnungen reifer Sexualität. Der Alte wendet sich dann möglicherweise vermeintlich sicheren, zu bewältigenden Kontakten zu, nämlich mit Kindern.

Derartige Verhaltensweisen treten bei Vereinsamung, insbesondere bei Minderung der Kritikfähigkeit und der Kontrollfähigkeit durch hirnorganischen Abbau, auf. Jedoch sind selbst im klinischen Alltag solche Verhaltensstörungen eher selten.

Dementiell erkrankte Menschen haben ebenso sexuelle Bedürfnisse wie nicht erkrankte Menschen. Auch in der therapeutischen Arbeit mit Demenzkranken, selbst in Gruppensituationen, stehen Themen wie Partnerbeziehung und Sexualität oft im Vordergrund.

Viele an Demenz Erkrankte entwickeln außerdem im Verlauf ihrer Erkrankung ein besonderes Bedürfnis nach Zuwendung und Zärtlichkeit. Damit kann auch vermehrt das Bedürfnis nach geschlechtlicher Zuwendung verbunden sein.

Im Zusammenleben kann der Austausch körperlicher Zuwendung dadurch an Bedeutung gewinnen, daß Kommunikation und Pflege der Beziehung auf anderer Ebene, insbesondere durch Sprache, für den Patienten weniger möglich werden.

Überhaupt kann die Beziehung zum Mitmenschen mehr in den Vordergrund rücken, weil andere Interessen, die bislang ohne Mitwirkung anderer selbständig gepflegt wurden, wie z. B. Hobbies, nicht mehr in der gleichen Weise ausgeübt werden können.

Die Suche nach Nähe und damit Schutz und Sicherheit und die Suche nach angenehmen Erfahrungen, gerade unter Berücksichtigung der von den Patienten täglich häufig erlebten frustrierenden Erlebnisse, können weitere Motive sein.

Veränderungen und Belastungen in der sexuellen Beziehung können unterschiedliche Ursachen haben. So kann der Lebenspartner den Kranken zunehmend als Angehörigen erleben, den er betreut, und weniger als Lebenspartner, mit dem er seine Gefühle, Sorgen und Empfindungen teilen kann. Wesenszüge, die für den Partner wichtig waren, können sich verändern. Emotionale Belastungen und Ängste, z. B. dem kranken Partner gegenüber offen sein in bezug auf die Krankheitsentwicklung, wirken sich auf die Beziehung aus.

Der Erkrankte leidet unter Ängsten und Sorgen, fühlt sich abhängig, nicht mehr gleichwertig oder er ist depressiv. Nicht selten entstehen Eifersuchtsgedanken und Mißtrauen gegenüber dem Partner, gleichzeitig ein hoher Anspruch an dessen Verfügbarkeit und Zuwendungsbereitschaft. Dies wirkt sich auf alle Bereiche der Begegnung aus, auch auf die sexuelle Beziehung.

Zunehmende Gedächtnisstörungen führen möglicherweise dazu, sexuelle Kontakte mit dem Partner schnell zu vergessen. Dies kann kränkend für den Partner sein oder zu Fehleinschätzungen beim Kranken führen, z. B. in bezug auf die Häufigkeit sexueller Kontakte.

Bei fortgeschrittener Erkrankung kann der Kranke sexuelle Aktivitäten in ihrem sozialen Kontext vielleicht nicht mehr richtig einschätzen oder wahrnehmen. Ein Kranker kann zum Beispiel vergessen, daß er verheiratet ist, fühlt sich als junger Mann und macht daher einer jungen Frau Anträge.

Oft werden sexuelle Bedürfnisse über den Wunsch nach vermehrter Körperpflege durch die Betreuer abgeführt. Wer von uns schätzt eine gekonnte Rückenmassage nicht?

In manchen Fällen ist auch das Kotschmieren oder das Einkoten und Einnässen selbst Ausdruck sexueller Betätigung. Die gebündelte reife Sexualität des Erwachsenen ist hier wieder in ihre Teiltriebe zerfallen, hat sich in ihrem kommunikativen Aspekt völlig aufgelöst.

Der Umgang mit der Sexualität der Betreuten führt die Betreuer unter diesen Bedingungen oft an die Grenze ihrer eigenen Toleranzmöglichkeiten und notwendigerweise auch zur Reflexion der eigenen Sexualität, besonders der zukünftigen Sexualität im höheren Lebensalter.

Nur wenn die Betreuer in der Lage sind, auch ihre eigene Sexualität, ihre eigenen Bedürfnisse offen und authentisch gegenüber sich selbst wahrzunehmen, ist eine konstruktive, möglichst vorurteilsfreie Auseinandersetzung mit der Sexualität des Demenzkranken, besonders bei krankhaften Erscheinungsformen möglich.

Nur dann kann das Thema offen angesprochen werden, können Entlastung und Entspannung erreicht werden, fühlt sich auch der Kranke in seiner Sexualität nicht mehr allein.

Vielleicht wird es auf diesem Wege möglich, daß sexuellen Beziehungen zwischen alten Menschen die gleiche Toleranz entgegengebracht wird wie denen junger Menschen. Einzelzimmer in Heimen sind hierfür ebenso unerläßlich wie gut informiertes und ausgebildetes Personal.

12. Bewegung und körperliche Aktivität

Die meisten Kranken haben dasselbe Bedürfnis nach Bewegung und körperlicher Aktivität wie Gesunde. Nur selten scheint das Bedürfnis nach Ruhe und Schlaf grundsätzlich erhöht zu sein.

Je nach Ursache der Demenzerkrankung können auch schwere Störungen der Bewegungsfähigkeit auftreten. Es können überschießende Bewegungen, Störungen bei Zielbewegungen oder, am häufigsten, Störungen in der Feinabstimmung komplexer Bewegungen als Ausdruck einer Parkinsonsymptomatik auftauchen. Durch Erhöhung der Grundspannung der Muskulatur (Tonussteigerung) werden hierbei die Bewegungen unsicher, insbesondere können Gangstörungen auftreten. Das Gangbild wird kleinschrittig, gebeugt, die Füße kleben am Boden.

Eine kombinierte medikamentöse und krankengymnastische Behandlung bringt oft eine Linderung der Beschwerden.

Manchmal muß die Wohnungseinrichtung an die Behinderung angepaßt werden, das heißt, es müssen Hindernisse wie dicke Teppiche, Läufer, Kleinmöbel beseitigt werden.

Wichtig ist zu wissen, daß eine Parkinsonsymptomatik oft eine Nebenwirkung von Neuroleptika (z. B. Melperon, Pipamperon, Haloperidol, Zuclopenthixol u. v. a.) ist, die – manchmal allzu unüberlegt – als Beruhigungsmittel eingesetzt werden.

Im Spätstadium einer Demenz sind Bewegungen oft reduziert auf wenige, automatisch anmutende wiederkehrende Verhaltensweisen (Stereotypien). Zu diesen – oft erheblich störenden – Verhaltensweisen gehören zielloses Umhergehen, Umherräumen, unangemessenes Aus- und Ankleiden, Klopfen, Schlagen u. ä. Oft führt die mangelnde Bewegung oder gar Bewegungslosigkeit zur Versteifung von Gelenken (Kontrakturen). Bei anderen Patienten treten schwere psychomotorische Unruhezustände auf, die zunächst unbegründet scheinen, oft aber bei Kenntnis von Lebenszusammenhängen, etwa Unruhe am Nachmittag gegen 16-17 Uhr (Büroschluß usw.), verständlich sind.

Oft sind diese Unruhezustände schlicht Ausdruck von Langeweile und fehlender angemessener Beschäftigung. Entsprechend sollten Maßnahmen zur Abhilfe getroffen werden, etwa durch Spaziergänge, einfache vertraute Arbeiten oder ablenkende Beschäftigung.

13. Kontinenz

Bei Hirnschädigungen, wie z. B. durch die Multiinfarktdemenz und die Alzheimer-Demenz, kann es auch zu einer Schädigung der Blasenkontrolle kommen. Dies äußert sich durch einen nicht zu beherrschenden Harndrang. Die Patienten nässen ein.

Jedoch nicht jedes Einnässen und unbeabsichtigte Urinverlieren sind Ausdruck einer hirnbedingten Schädigung. Auch Prostataleiden, Infektionen der Blase und Harnwege oder bei Frauen gynäkologische Probleme u. a. können eine Inkontinenz verursachen.

Eine Urininkontinenz bedarf daher ebenso wie eine Stuhlinkontinenz dringend der fachärztlichen Abklärung und Behandlung.

Grundsätzlich hängt die Inkontinenz davon ab, wie stark der Harndrang ist, d. h., wie schnell die Blase gezwungen ist, sich zu entleeren, und damit natürlich von der Strecke zur Toilette und der Geschwindigkeit, mit der diese Strecke zurückgelegt werden kann.

Inkontinenz ist somit nicht nur ein Problem des Patienten, sondern auch der Erreichbarkeit einer Toilette oder der Art der zum Stuhlgang abzulegenden Kleidung. Wobei ein Ortswechsel oder eine Veränderung im Zimmer oder der Wohnungseinrichtung für den zuvor noch kontinenten, gedächtnisgestörten Menschen eine solche Belastung darstellen kann, daß er die Toilette nicht mehr findet und so mit inkontinent wird.

Es empfiehlt sich daher bei Patienten mit beginnender und fortschreitender Demenz, wie auch zur Vermeidung anderer Probleme, möglichst keinen Ortswechsel und keine wesentlichen Veränderungen im Wohnbereich vorzunehmen. So kann der Stand des Bettes an der gegenüberliegenden Wand zu einer so großen Verwirrung führen, daß der Patient, der nachts das Bett verläßt, nicht wie gewöhnlich nach links, sondern nach rechts geht und dann nicht in der Toilette uriniert, sondern in einem anderen Raum.

Demenzkranke haben oft große psychische Probleme durch Inkontinenz. Den Harndrang nicht zu spüren oder nicht zu wissen, wie man die Toilette findet, sich entkleidet oder wieder ankleidet, bereiten Angst und Scham. Ebenso zu wissen, daß man Urin verliert, und anzunehmen, daß die eigene Kleidung oder das Bett beschmutzt ist, oder nicht zu wissen oder zu begreifen, daß man schützende Inkontinenzhilfen trägt bzw. tragen muß.

Diese Angst und Scham führen manchmal zu geradezu grotesk wirkenden abwehrenden Verhaltensweisen. So antwortete eine Demenzkranke auf den ruhigen und sanften Hinweis, daß sie zur Toilette müsse, jemand habe ihr böswilligerweise Kot in die Hose praktiziert.

14. Intakte Bereiche

Lange erhalten bleiben bei den Erkrankten das Gefühlsleben und die Ansprache des gefühlsmäßigen Erlebens. Die Kranken können Stimmungen, Gefühle und Veränderungen im zwischenmenschlichen Bereich in der Regel gut wahrnehmen. Oft können sie auch lange intuitiv in einfachen Handlungen auf Situationen und auf andere Menschen reagieren und mit eigenen Bedürfnissen umgehen.

Fehlende Reaktionen oder scheinbar unangemessene, überschießende Reaktionen, auf deren mögliche Ursachen und Hintergründe bereits eingegangen wurde, können dabei zu einem falschen Eindruck über die Sensibilität der Erkrankten führen.

Zu diesem Bereich gehört auch die lange erhalten bleibende Sensibilität für Rhythmus und Musik. Manche Erkrankte können noch problemlos Lieder aus der Kinder- und Jugendzeit singen, obwohl sie sonst beim Sprechen Schwierigkeiten haben, oder nach Musik tanzen, obwohl ihnen normales Gehen schwerfällt.

Alzheimer-Kranke befinden sich bis zur Endphase der Erkrankung meist nicht in einem Dämmerzustand oder Delirium. Tritt dies auf, liegt meist eine akute organische Erkrankung vor, die der Abklärung bedarf.

Soziale Umgangsformen, sittliche Werthaltungen, zentrale Bereiche der Persönlichkeit und früh angeeignete Verhaltensweisen und Wesenszüge bleiben lange erhalten. Besonders soziale Umgangsformen und die Kenntnis davon können für die Kranken eine wichtige Bedeutung im Umgang mit anderen Menschen haben. Sie möchten in diesem Bereich intakt wirken, und sie stellen eine einfache Möglichkeit dar, mit anderen in Kontakt zu treten und zu kommunizieren, ohne geistig zu sehr gefordert zu sein. Elementare Bereiche der sozialen Intelligenz bleiben demnach lange bewahrt.

III. Was bedeutet es, einen Demenzkranken zu betreuen?

Einen dementiell erkrankten Menschen über längere Zeit zu betreuen ist eine enorme zeitliche, psychische und physische Belastung, ganz besonders dann, wenn die Betreuung vorwiegend von nur einer Person übernommen wird.

Zu Beginn der Erkrankung fällt es Betreuenden vor allem schwer, beginnende Veränderungen richtig einzuordnen und zu lernen, mit Veränderungen und emotionalen Problemen der Erkrankten, wie Depressivität, Überempfindlichkeit und Ängsten, umzugehen. Vor allem für Angehörige, die im allgemeinen keine Vorerfahrung in der Betreuung dementiell Erkrankter haben, bedeutet dies einen langwierigen, oft harten Lernprozeß. Viele bislang selbstverständliche Lebensgewohnheiten werden unmöglich.

Die Belastungen im Alltag nehmen für die Betreuenden ständig zu. Sie können die Erkrankten kaum mehr allein lassen, müssen viel Zuwendung aufbringen und mit unterschiedlichsten Schwierigkeiten zurechtkommen (z.B. nächtliche Unruhe, Inkontinenz). Sie sind dabei immer wieder vor neue Aufgaben und Schwierigkeiten gestellt.

Im weit fortgeschrittenen Stadium der Erkrankung nehmen körperlich-pflegerische Aufgaben in der Betreuung zu, während der Umgang mit den Erkrankten oft einfacher wird.

Betreuer von dementiell Erkrankten stehen in einer besonderen psychischen Situation:
Einerseits sollen sie noch vorhandene Fähigkeiten fördern und erhalten, andererseits werden sie entmutigt, weil die Erkrankung trotz aller Bemühungen fortschreitet. Vor allem nahe Angehörige verlieren die selbstverständliche Sicherheit und Geborgenheit in der gemeinsamen Beziehung, gleichzeitig sollen sie aber dem Erkrankten Sicherheit und Geborgenheit vermitteln. Angehörige müssen von vertrauten Zügen des Erkrankten Abschied nehmen und zugleich sich ihm immer wieder in seinen Veränderungen neu zuwenden.

Trotz dieser großen Belastung sollen die Betreuenden – eine fast absurd erscheinende Forderung – ausgeglichen, ruhig und geduldig sein. Dennoch kann die Betreuung eines dementiell erkrankten Menschen auch von hohem persönlichem Gewinn sein. Dem Gefühl der Machtlosigkeit in Hinblick auf die Erkrankung und deren Fortschreiten steht die Erkenntnis gegenüber, wertvoll, nützlich und beteiligt zu sein und eine sinnvolle Aufgabe zu erfüllen.

1. Typische Schwierigkeiten

Im folgenden werden einige der bei der Betreuung von Demenzkranken auftretenden typischen Schwierigkeiten besprochen:

1. Erkrankte verhalten sich oft auf unerklärliche und ungewohnte Weise. Naheliegend erscheint es dann, die Kranken für diese **neuen Verhaltensweisen** verantwortlich zu machen. Hier ist es besonders wichtig, genau zu beachten, in welcher Weise sich äußere situative Begebenheiten verändert haben, ob eventuell die Verhaltensweisen dadurch begründet sind und hier Abhilfe geschaffen werden muß.

2. Die geistige Leistungsfähigkeit der Erkrankten schwankt. Manchmal vermuten Betreuende aufgrund dieser **Schwankungen** auch, die Erkrankten spielten zeitweise Beeinträchtigungen nur vor. Selbst wenn dies der Fall wäre, was in den meisten Fällen nicht zutrifft, ist eine neutrale Haltung ohne mißbilligende Äußerungen bei Versagen oder scheinbarem Versagen notwendig. Es empfiehlt sich vielmehr, auf positive, erwünschte und angemessene Verhaltensweisen lobend und bestärkend zu reagieren. Beispielsweise ist für den Erkrankten möglicherweise heute ein Besuch eine willkommene Abwechslung, morgen aber eine unerträgliche Belastung. Für Betreuende ist es äußerst schwierig, sich auf diese unvorhersehbaren Schwankungen, wie auch auf das Nachlassen der geistigen Kräfte überhaupt einzustellen.

3. Das ununterbrochen Gefordertsein führt dazu, daß sich der Betreuende immer mehr eingeengt fühlt, keine Zeit mehr für sich hat. Dies führt zwangsläufig zu **Überlastungsgefühlen und -reaktionen**. Oft erkennen die Betreuenden, Angehörige wie professionelle Helfer,

ihre Überlastung durch die Betreuung gar nicht oder erst spät. Dies führt zu einer zunehmenden Anspannung und damit auch Spannung in der Beziehung zum Patienten. Psychosomatische Beschwerden, Schlafstörungen, depressive oder gereizte Verstimmungszustände bis hin zum Gefühl, ausgebrannt zu sein, können die Folge solcher Überforderung sein.

4. Häufig bestehen Betreuten gegenüber **Schuld- und Verpflichtungsgefühle**, z. B. gegenüber den Eltern. Insbesondere dann, wenn es aufgrund von Arbeitsüberlastung und effektiver Anspannung möglicherweise zu ungerechtfertigt erscheinenden Reaktionen gegenüber dem Kranken kam. Häufig verstärkt der Betreuer dann seine Anstrengungen, was zu einer Zunahme seiner Überlastung führt. Diese wiederum ermöglicht in unvorhersehbaren Situationen erneut Fehlhandlungen.

5. Betreuende ohne pflegerische Vorerfahrung haben oft **Schuld- und Schamgefühle**, wenn sie in die private und Intimsphäre der Erkrankten eingreifen. Diese Gefühle werden ungewollt häufig unterstützt und gefördert durch die Verhaltensweisen und Reaktionen der Erkrankten, die ebenfalls mit Scham und Schuld reagieren. Hier empfiehlt sich eine möglichst klare Absprache mit den Erkrankten soweit möglich, und ebenso das Gespräch mit anderen Menschen, die ebenfalls Demenzkranke betreuen. Oft sind es nämlich die eigenen Schamgefühle, die eine sachliche und ruhige, selbstverständliche Betreuung behindern.

6. Selbstverständlich entstehen aus der Begegnung mit dem Patienten ebenso wie aus jeder anderen Begegnung mit Menschen auch Ärger und andere negative Gefühle, wie **Ablehnung, Überdruß** oder gar **Ekel**. Häufig erlauben sich die Betreuer derartige Gefühle nicht, schämen sich derentwegen, fühlen sich schuldig, schlecht oder undankbar. Manchmal werden sie sich dieser Gefühle überhaupt nicht bewußt, verdrängen sie, was die Gefahr plötzlicher emotionaler Entladungen, vielleicht gar bei wirklichen Nichtigkeiten, birgt. Der Austausch mit anderen, ebenfalls Betroffenen, ist hier hilfreich und oft unerläßlich.

7. Ebenso schwierig ist es oft, **fremde Hilfe** anzunehmen. Der mögliche, entlastende Helfer hilft unter Umständen auf eine andere Art und Weise. Dies kann für den Patienten beunruhigend und belastend sein. Hier ist eine kritische und objektive Abwägung zwischen Ansprüchen des Betreuten und den eigenen Belangen notwendig. Und erfahrungsgemäß fällt es gerade Angehörigen, meist Ehefrauen, Töchtern oder Schwiegertöchtern, außerordentlich schwer, zu ihren Gunsten zu entscheiden. Dabei ist eine solche Entscheidung oft die notwendige Voraussetzung für eine kontinuierliche und für beide Teile, den Betreuer wie den Betreuten, gesunde und hilfreiche Beziehung.

8. Oft bezichtigen sich Betreuer auch selbst, für eine Verschlechterung des Zustandes oder gar das Fortschreiten der Krankheit des Patienten verantwortlich zu sein. Diese **gegenseitigen Vorwürfe** führen zu unfruchtbaren Auseinandersetzungen und stellen eine zusätzliche Belastung dar, besonders für Familienangehörige, die gemeinsam einen Patienten betreuen müssen. Es ist daher notwendig, als Betreuer möglichst umfassend über die Art und die Prognose der Erkrankung informiert zu sein.

9. Kompliziert wird die Betreuung eines Familienangehörigen durch die **Angst, selbst krank zu werden**, etwa an einer Erbkrankheit zu leiden. Dazu muß gesagt werden, daß die meisten Demenzerkrankungen nicht vererbt sind, sondern entweder auf äußere Faktoren oder bisher ungeklärte Ursachen (s. Kapitel I. 3.2) zurückzuführen sind. Auch hier ist das informative Gespräch mit einem Spezialisten notwendig und hilfreich. Nötigenfalls müssen solche Gespräche mehrfach und mit verschiedenen Ärzten oder anderen Spezialisten stattfinden.

10. Ein besonderes Problem stellt die Tatsache dar, daß der Helfer, der Betreuer in eine **neue Beziehung zum Betreuten** tritt, insbesondere wenn es sich um ältere Angehörige handelt, die betreuungsbedürftig werden. Manchmal plötzlich, oft aber nur allmählich muß die Tochter, der Sohn gegenüber dem Vater oder der Mutter Elternfunktionen übernehmen. Verantwortung tragen, Entscheidungen für den Betreuten treffen. Dies wird um so schwieriger, wenn der

Betreute in Teilbereichen noch lebenstüchtig ist oder aber auf der Fortsetzung seines Rollenverhaltens besteht, z. B. weiterhin kontrollierend und Vorschriften machend mit seinen Kindern umgeht, jedoch tatsächlich in unkritischer Weise seine eigenen Möglichkeiten überschätzt und Behinderung durch seine Krankheit nicht wahrnimmt.

Fachleute bezeichnen diese Veränderung in der Beziehung zwischen Eltern und Kindern als **filiale Reifung**. Der Prozeß der filialen Reifung ist meist schwierig und langwierig. Oft ist den Angehörigen auch hier eine Aussprache mit kompetenten Ärzten oder Psychologen sehr nützlich und kann Schwierigkeiten lindern helfen.

11. In den Familien entstehen außerdem Konflikte und Belastungen, wenn **sich andere Familienmitglieder zurückgesetzt fühlen** oder wenn unklar ist, wer für die Betreuungsaufgaben zuständig ist. Betreut vor allem ein Familienmitglied den Erkrankten, etwa weil es ihm besonders nahe steht, ihn gut kennt oder sich verpflichtet fühlt, trauen sich andere Familienmitglieder Betreuungsaufgaben nicht zu, wenn sie lange Zeit nur wenig an der Betreuung mitbeteiligt waren. Andererseits kann es gerade Heranwachsenden und selbstverständlich auch Kindern erhebliche Schwierigkeiten machen, wenn z. B. der demente Großvater problematische Tischsitten entwickelt und Freunde der Heranwachsenden sich abgestoßen fühlen oder auch nur allein der Gastgebende sich für sein betreuungsbedürftiges Familienmitglied schämt. Nicht selten kommt es dadurch zum Verlust von sozialen Kontakten auch für den Betreuer. Durch die verminderte Mobilität kommt es ohnehin im weiteren Verwandten- und Bekanntenkreis zur Minderung der Kontakte, oft auch aus Unwissenheit und Angst seitens der Bekannten und Verwandten, weil sie nicht wissen, wie sie mit dem Alzheimer-Kranken umzugehen haben.

2. Häufige Fehler in der Betreuung

Fehler bei der Betreuung entstehen häufig, wenn Betreuende hilflos oder belastet sind, zuwenig Zeit haben, zuwenig Wissen und Verständnis haben, nicht motiviert oder entmutigt und resigniert sind. Auch Aggressionen sind oft Zeichen von Hilflosigkeit. Schuld- und

Verpflichtungsgefühle führen häufig zu überfürsorglichem Verhalten, Selbstüberforderung und Erschöpfung. Fehler bei der Betreuung können auch selbst zu Belastungen führen, z. B. indem sich die Betreuenden mehr Arbeit machen, wenn sie einen Erkrankten überversorgen oder ein Erkrankter aggressiv reagiert, sich gegen die Versorgung sperrt, wenn er überfordert wird (Tab.13).

Tab. 13	**Häufige Fehler bei der Betreuung von Demenzkranken**
	a) den Erkrankten überversorgen (unterfordern),
	b) ihn entmündigen und überkontrollieren (bevormunden),
	c) ihn überfordern (seine Fähigkeiten überschätzen),
	d) sich vorwiegend auf Verstandesebene mit ihm auseinandersetzen,
	e) verharmlosen oder ignorieren von Symptomen und Veränderungen, überbewerten oder verallgemeinern einzelner Einschränkungen des Erkrankten (z. B. geistige Beeinträchtigungen auf die Gesamtpersönlichkeit übertragen).

IV. Anregungen und Hilfen für die Betreuung

Wissen über und Verständnis für die Erkrankung führen zu mehr Sicherheit, Selbstvertrauen und Gelassenheit. Fehleinschätzungen sind seltener, ebenso unberechtigte Hoffnungen. Veränderungen können angenommen und richtig eingeschätzt werden. Somit können die Betreuer angemessene Einstellungen und Haltungen entwickeln.

Die Gesamtsituation zu verstehen bietet die Möglichkeit, selbst neue Wege und Lösungen für den Umgang mit dem Erkrankten und – bei Angehörigen – mit der eigenen veränderten Lebenssituation zu finden. Ebenso fördern die Aussprache über die krankhaften Veränderungen und die Auseinandersetzungen mit Abschied, Trauer und Ängsten die Annahme der Erkrankung, ohne zu resignieren und zu verzweifeln. Die Motivation, das Selbstvertrauen und auch die eigene Veränderungsbereitschaft im Umgang mit dem Erkrankten werden gestärkt.

Das emotionale Klima im Umgang mit dem Erkrankten soll vertrauensvoll, liebevoll und geduldig, ebenso offen und gefühlsbetont sein.

Teilweise wird auch eine wohlwollende Distanz und Gelassenheit oder spielerische Leichtigkeit im Umgang mit dem Erkrankten angebracht sein.

Bei anderen Erkrankten ist eher ein autoritär-fürsorglicher Umgangsstil am Platz. Damit ist gemeint, den Erkrankten zu führen, für ihn Verantwortung zu übernehmen und ihm auch Grenzen zu setzen. Dies verlangt von den Betreuenden Konsequenz und eindeutiges Handeln. Vorsicht geboten ist dabei vor Überfürsorge und Bevormundung.

Stets ist die Achtung der Würde und der Grundpersönlichkeit des Erkrankten die Grundlage für einen vertrauensvollen Umgang.

1. Umgang mit dem Erkrankten

Welche Regeln gibt es im Umgang mit Demenzkranken? Gibt es erprobte Rezepte? Letzteres wohl kaum. Wie in der Begegnung mit anderen müssen wir auch in der Betreuung dementer Menschen stets individuell

reagieren, individuelle Lösungswege suchen und beschreiten, wenn Schwierigkeiten auftreten.
Im folgenden soll versucht werden, dennoch einige typische und wesentliche Verhaltensregeln zu geben und mit Beispielen aus der Praxis zu illustrieren.

1.1. Kommunikation

- Auf lebendige Mimik, Gestik und Tonfall achten und die eigene Sprache damit unterstützen. Körperkontakt und Berührung als Kommunikationsmittel einsetzen

In einer Alzheimer-Gruppe gab es immer wieder große Schwierigkeiten, **Herrn A** nach einem Gruppenangebot zu bewegen, in einen Kleinbus einzusteigen und auf einem der Sitze Platz zu nehmen. Die alleinige Aufforderung: „Herr A, steigen Sie bitte ein und nehmen Sie Platz!", hatte in der Regel keine Wirkung. Herr A konnte dies entweder nicht verstehen oder vergaß dies im nächsten Moment wieder. Besser war es da schon, ihn in der Tür des Busses stehend freundlich mit den Worten: „Kommen Sie bitte, Herr A!" und einer herwinkenden Bewegung zu empfangen, während eine zweite Person ihn zum Fahrzeug begleitete. Da Herr A auch Schwierigkeiten mit manchen Bewegungsabläufen hatte, konnte es sinnvoll sein, beim Einsteigen ein Bein durch Berühren leicht zu führen. Wichtig war es, keine Ungeduld oder Hektik aufkommen zu lassen. Ihn zum Sitzen zu veranlassen gelang am besten, wenn ein anderer Passagier sich zuerst neben ihn setzte.

Frau B konnte kaum mehr ein Wort sprechen. Meist waren nur Silben zu hören, die nur entfernt etwas mit gebräuchlichen Wörtern zu tun hatten. Eine fast anregende Konversation konnte man mit Frau B jedoch betreiben, wenn sie begann, sich mit Mimik und Gestik und stimmlichen Äußerungen an einem Gespräch zu beteiligen. So reagierte sie auf eine mit Nachdruck betonte Aussage eines Gesprächsteilnehmers mit einem ihm zugewandten ernsthaften Kopfnicken und anscheinend bekräftigenden „Mhm". Gleich anschließend äußerte sie sich – davon deutlich unterscheidbar – auf die mit unterdrückt leiser Stimme vorgetragenen Zweifel eines weiteren Gesprächspartners. Sie kommentierte die

Zweifel des zweiten Redners mit leichtem Schulterzucken und Naserümpfen und einem nachdenklich klingenden „Tja“. Manchmal ahmte sie in Mimik und Gestik andere nach, die ihr durch eine besonders ausdrucksstarke Mimik oder Gestik aufzufallen schienen. Dies führte häufig zu erheiternden Situationen in der Gruppe, was Frau B sichtlich genoß.

– Wert auf die Gefühlsebene legen

An einer Informationsveranstaltung über Demenzerkrankungen nahm eine **Frau C** mit ihrem wahrscheinlich alzheimerkranken Ehemann teil. Sein Sprachverständnis war bereits so stark beeinträchtigt, daß er den Inhalt des Vortrages nicht bzw. kaum verfolgen konnte. Als der Referent auf die oft bedrückende Betreuungssituation für Alzheimer-Kranke und die fehlende Entlastung für Angehörige zu sprechen kam, brachen in ihm viele Gefühle auf, die deutlich in seiner Stimme, Mimik und Gestik zum Ausdruck kamen. Plötzlich wurde Herr C wie aus heiterem Himmel aktiv, schaute den Redner zustimmend an, klopfte mit seiner Faust auf den Tisch und sagte in klarem und entschlossenem Ton: „Jawohl, da muß etwas geschehen!“

– Sensibilität für soziale Umgangsformen und sittliche Werthaltungen; Fassade pflegen

Die Erkrankten sind sehr lange noch sensibel für soziale Umgangsformen, sittliche Werthaltung und allgemeine Regeln des zwischenmenschlichen Umgangs. Daher ist es von besonderer Bedeutung, auch im Umgang mit Demenzkranken diese Regeln zu beachten. Sie sind Basis und Voraussetzung jeglichen sozialen Kontaktes und bieten eine stets verfügbare Möglichkeit und wichtige Hilfe zur Bewahrung von zwischenmenschlichen Kontakten und Beziehungen. Die Pflege dieser Regeln kann dabei mehr Platz in der Kommunikation einnehmen, als es sonst üblich ist.
Oft ist dabei vom fassadären Verhalten der Dementen die Rede. „Das ist doch nur Fassade“, ist eine oft zu hörende, meist abwertend-verächtlich gemeinte Äußerung, selbst von Fachleuten.
Dabei weiß ein jeder, daß die Fassade eines Hauses nicht nur ästhetischen Zwecken oder gar der Täuschung dient, sondern wesentlich vor

Witterungseinflüssen schützt und eine ungepflegte Fassade zu schweren Schäden, ja Zerstörung der Bausubstanz führen kann.
So ist auch die menschliche Fassade in jeder Begegnung Grundlage des Kontaktes und der Entwicklung der Beziehung. Sie besteht aus Konventionen, Sitten, stillschweigend getroffenen gesellschaftlich gestärkten Übereinkünften über Alltagsverhalten, aus Begrüßungsformeln, Gesten, mimischen Kommentaren, sprachlichen Äußerungen, die oft eigentlich Belanglosigkeiten und Gemeinplätze darstellen.
Das Fehlen derartiger fassadärer Verhaltensweisen führt in der Regel jedoch zu erheblichen Kommunikationsstörungen und oft schwer zu beseitigenden Mißverständnissen.

Frau D war schon immer eine kontaktfreudige und höfliche Person gewesen. Ihr Sprachvermögen und Verständnis war mittlerweile auf wenige Worte und kurze Sätze beschränkt. Da längere Unterhaltungen mit ihr nicht mehr möglich waren, kamen kleinen gebräuchlichen Redewendungen und gewohnten Umgangsformen, die jeder kennt, besondere Bedeutung für die Pflege des Kontaktes und des zwischenmenschlichen Austauschs mit ihr zu. Dabei fühlte sie sich wohl, konnte sich eigenen Erwartungen entsprechend einbringen und fühlte sich nicht überfordert. Bei der Begrüßung in der Gruppe ging sie aufmerksam von einem zum andern und begrüßte jeden freundlich. Eine Frau sprach sie an, deutete auf ihre Bluse und meinte: „Ach, eine schöne Bluse haben Sie heute an“, Frau D freute sich, deutete aber sogleich auf den Pullover der Frau und meinte: „Sie haben aber auch was Schönes!“ Beim Kaffeetrinken war sie immer aufmerksam und besorgt um die anderen. Griff der Betreuer nach einem Stück Kuchen auf der anderen Seite des Tisches, so sagte sie: „Darf ich Ihnen?“, und reichte diesem den Teller. „Vielen Dank“, antwortete dieser und lächelte sie freundlich an. Auf diese Weise ergab sich für beide eine angenehme Gesprächssituation.

– Kurz, einfach, eindeutig und konkret sprechen

Es sollte in kurzen einfachen Sätzen, konkret ohne Wortspielereien oder Ironie gesprochen werden. Dabei muß auf den dem Erkrankten vertrauten Wortschatz geachtet werden. Fragen müssen so gestellt werden, daß sie der Erkrankte beantworten kann.

Der Betreuer muß geduldig und sichtbar aufmerksam zuhören, eventuell ein wenig auf die Sprünge helfen, wenn der Erkrankte nicht mehr weiter weiß, Mitteilungen wiederholen, wenn sie nicht gleich verstanden werden.

Falls dann immer noch keine Verständigung erreicht ist, muß der Betreuer ruhig und gelassen seine Äußerung entsprechend den hier besprochenen Regeln überprüfen und neu formulieren.

„Sind Sie gut hergekommen?" fragte der Betreuer **Frau E.** „Ja", meinte sie und lachte dabei. „Da waren viele und bei allen war der Hintern nach oben." – „Die haben Sie beim Vorbeifahren gesehen?" – „Ja, beim Vorbeifahren auf dem Feld, und die waren alle so." Sie beugte sich mit dem Oberkörper tief nach unten und behielt dabei die Beine durchgestreckt. „Das hat so lustig ausgesehen! Die haben etwas geerntet auf dem Feld", meinte der Betreuer. „Ja, genau, geerntet." – „Vielleicht waren es Erdbeeren?" – „Ja, genau, Erdbeeren!" Mit etwas Zuhören, Geduld und Raten konnten die beiden sich offensichtlich so ganz gut verständigen.

– Belehrungen vermeiden

Belehrungen werden oft als Vorwurf oder Herabsetzung erlebt, oder es wird nur der emotionale Inhalt verstanden: Ich mache etwas falsch, verstehe nicht die dahinterstehende Belehrung, die eine hohe Denk- und Gedächtnisleistung erfordern kann.

Wenn **Frau F** das Geschirr abtrocknete, kam es häufiger vor, daß sie anstatt der gespülten Teller von den bereits abgetrockneten nehmen wollte. Wenn ihre Tochter das rechtzeitig bemerkte, sagte diese zu ihr: „Ach, trockne doch diese bitte zuerst ab!" Dadurch machte sie ihre Mutter erst gar nicht auf ihren Fehler aufmerksam. Aus früheren Erfahrungen wußte sie auch, daß bei ihrer Mutter trotz wiederholter Hinweise immer wieder Verwechslungen auftraten.

– „Medien" zur Kommunikation einsetzen

Bei einer konkreten Beschäftigung (z. B. Ostereier anmalen) war es viel leichter, sich mit **Frau G** zu unterhalten. Das Gespräch war mehr auf konkrete Dinge orientiert, die man gerade sah oder tat. Vorstellung und Gedächtnis waren nicht so sehr gefordert: „Ihr Osterei gefällt mir!" – „Ach ja, es geht", meinte Frau G. „Hier ist noch ein feinerer Pinsel, wenn Sie den möchten!" – „Nein, mit dem geht es gut."
Die Unterhaltung geschah eher beiläufig. Frau G fühlte sich nicht unter Druck, eine richtige oder passende Antwort zu geben: „Haben Sie früher auch immer zu Ostern Eier angemalt?" „Ja ja, immer!" Nach einer Pause: „Mit den Kindern haben wir das immer gemacht."

Herr H ging von sich aus kaum auf andere Leute zu. Seine sprachlichen Fähigkeiten waren sehr beeinträchtigt. Nach dem gemeinsamen Kaffeetrinken machte die Gruppe oft ein Spiel, bei dem sich die Gruppenmitglieder im Kreis sitzend gegenseitig kleine Sandsäckchen zuwarfen. Es ging dabei meist sehr lebendig und lustig zu, wenn 4 bis 8 Sandsäckchen kreuz und quer von einem zum andern durch die Luft flogen. Herr H schaute die ersten Male nur zu und wirkte meist unbeteiligt oder sogar abwesend. Manchmal konnte es sein, daß sich alle Sandsäckchen bei ihm gesammelt hatten, da er sie nicht weitergab. Die Betreuer warteten dann ruhig und aufmerksam und sprachen ihn an und baten ihn, ein Säckchen zu werfen. Schließlich machte Herr H ganz gern bei diesem Spiel mit und lachte, wenn er ein Säckchen weiterwarf. Kommunikation und Kontaktaufnahme geschah hier vor allem auf nichtsprachliche Weise durch den Blickkontakt, das Zuwerfen und die Art und Weise des Zuwerfens, z. B. temperamentvoll oder vorsichtig.

– An Vertrautes und Erinnerungen anknüpfen

Im Gespräch und im Umgang mit den Erkrankten sollte auf Vertrautes, Gewohntes, Routinen zurückgegriffen werden. In der uns jüngeren Menschen oft eigenen Art wünschen sich die Betreuer oft Fortschritte, Weiterentwicklungen, oft gar Spektakuläres auf seiten der Erkrankten. Dies kann zu sehr schmerzlichen Erfahrungen der Inkompetenz bei den Betreuten führen. Vorsicht und eine Politik der kleinen und kleinsten Schritte sind hier geboten.

Herr I lebte noch allein, war aber bereits sehr vergeßlich und konnte vieles aus dem Alltagsgeschehen nicht mehr richtig einordnen. Wochentage und Jahreszeiten verwechselte er grundsätzlich, und er wußte u.a. nicht, wer gerade Bundeskanzler war, was ihn allerdings auch nicht so sehr interessierte. Die einfachen Dinge im Alltag zu regeln bedeutete für Herrn I viel Mühe, Anstrengung und Verantwortung. Darauf zu achten, daß er immer seinen Hausschlüssel bei sich hatte, war eine Aufgabe, die den ganzen Tag über Konzentration und Aufmerksamkeit erforderte. Er hatte ihn schon einige Male verloren und benötigte dann Polizei und Schlüsseldienst, um ihn wieder zu bekommen. Sein ganzer Lebensrhythmus kam dadurch vorrübergehend völlig aus dem Gleichgewicht. Sehr gelöst wurde Herr I jedoch, wenn der Betreuer sich mit ihm über seinen VW-Käfer mit Schiebedach und Autoradio unterhielt, den er viele Jahre gefahren hatte, oder über Städte und Gegenden, in die er früher einmal häufiger gereist war. Er berichtete dann: „Ach, da war so ein großer Platz in der Stadt, da bin ich immer im Sommer gerne spazierengegangen." „Ja, da bin ich vor." „Ja, richtig, auf der Nordseite, da war ein Museum, jetzt fällt es mir wieder ein." Der Betreuer hatte auch erfahren, daß Herr I früher ein guter Klavierspieler war. Er bot ihm daher an, auf dem in der Begegnungsstätte vorhandenen Klavier ein wenig zu spielen. Als Herr I merkte, daß er damit nicht mehr zurechtkam, wurde er tieftraurig und zog sich zurück. Der nächste Kontakt zu ihm konnte nur unter größeren Mühen wieder hergestellt werden.

– Nicht immer auf Wahrheiten beharren

Wenn **Herr K** etwas nicht finden konnte, z.B. weil er es verlegt oder verloren hatte, war er häufig überzeugt davon, daß Herr X den Gegenstand genommen hatte. Ihn dann mit anderen möglichen Erklärungen von dieser Überzeugung abzubringen war in der Regel nicht möglich. Er war anderen Erklärungen nicht zugänglich. Schließlich habe er Herrn X schon mehrmals gesehen, und auch heute müsse er in der Wohnung gewesen sein. Es seien immer wieder mal Gegenstände verräumt oder in Unordnung, und wie sollte dies anders geschehen sein, als daß Herr X wieder sein Unwesen getrieben habe?

Er beruhigte sich meistens, wenn der Betreuer verständnisvoll und mit Geduld auf seine Sorgen einging und seine Vermutungen gegenüber Herrn X weder bekräftigte noch ihnen eindeutig widersprach. Bei nicht so wichtigen Dingen genügte auch häufig das Anschneiden eines anderen Themas. Manchmal nahm Herr K seine eigene Vergeßlichkeit auch sehr bewußt wahr. Er wurde dann sehr traurig, fühlte sich minderwertig und hatte Angst, allein überhaupt nicht mehr zurechtzukommen. Der Verdacht, bestohlen zu werden, hatte jedoch auch seine positive Seite: Herr K rief gelegentlich bei der Polizeistation an und meldete einen Diebstahl. Die Beamten sind verpflichtet, derartigen Meldungen nachzugehen, und suchten ihn daher auf. Auf diese Weise fand er immer wieder Ansprechpartner und eine höhere kompetente Instanz, um seine Sorgen vorzubringen. Da die Beamten ihn von früheren Anrufen kannten, halfen sie sogar gelegentlich beim Suchen des verlorenen Gegenstandes in der Wohnung. Meist war er auch nach kurzer Zeit wieder aufgefunden.

Frau L äußerte immer wieder, daß sie nun wieder nach Hause gehen müsse, ihre Eltern würden schon warten. Wenn man ihr sagte, daß ihre Eltern doch schon seit vielen Jahren gestorben seien und sie selbst schon über 80 Jahre alt sei, reagierte sie oft mit Unverständnis oder wurde weinerlich traurig. Eine andere Antwort zeitigte günstigere Ergebnisse: „Ach, Frau L, Sie sind doch eben erst gekommen und jetzt wollen Sie uns schon wieder verlassen?" oder: „Gerade haben wir Kaffee und Kuchen vorbereitet!"

Frau M lebte seit einiger Zeit im Pflegeheim. Gelegentlich sprach sie Pflegemitarbeiter an, wo sie denn eigentlich sei, ob dies ein Krankenhaus sei und ob sie wieder nach Hause könne. Wenn es möglich war, nahm sich eine Pflegemitarbeiterin etwas Zeit und sprach mit ihr in Ruhe über ihre derzeitige Situation. Wenn man Frau M geduldig und verständnisvoll erklärte, wie der Umzug ins Pflegeheim zustande gekommen war, in welchem Stadtteil sich das Heim befindet und wie lange sie jetzt schon hier war, war Frau M dankbar und konnte die Erklärungen auch wieder mit eigenen Erfahrungen in Verbindung bringen.

– Humor und Heiterkeit stecken oft an, aber auch andere Stimmungen

Frau N saß wieder einmal ganz verträumt auf ihrem Stuhl, während sich die anderen Gruppenmitglieder bei ihrem Säckchenspiel die kleinen Sandsäckchen zuwarfen. Sie schien es auch nicht zu bemerken, als immer wieder ein Säckchen bei ihr im Schoß landete. Als schließlich alle Säckchen bei ihr waren, lächelten die Gruppenleiter sie freundlich an und baten sie, ihnen ein Säckchen zuzuwerfen. Sie erhielten jedoch nur ein ebenso freundliches Lächeln von ihr zurück. Eine Mitarbeiterin, die sie beinahe anschluchzte, ihr ein Säckchen zu geben, schaute sie ebenso mit mitleidvoller und bedauernder Miene an. Da verlor Herr N, der neben seiner Frau saß, plötzlich die Geduld, nahm forsch ein Säckchen von ihrem Schoß und sagte in unzufriedenem Ton: „Nun gib doch eines von den Säckchen!" Da schien Frau N auf einen Schlag aus ihrem Traum zu erwachen, packte das Säckchen und wandte sich böse zu ihrem Mann: „Halt, das ist meines!" Alle Gruppenmitglieder waren so verblüfft über diese Reaktion, daß sie herzlich zu lachen anfingen. Frau N ließ sich davon sofort anstecken und lachte freudig mit.

1.2. Handeln

– Fähigkeiten und Selbständigkeit fördern

Ziel der Betreuung Demenzkranker ist es, verbleibende, auch einfache Fähigkeiten zu nutzen. Indem man die Erkrankten möglichst viel selbst machen läßt, ohne sie zu überfordern, wird deren Selbständigkeit gefördert. Besonders geeignet sind Beschäftigungen mit sich wiederholenden Handlungsabläufen. Es können auch scheinbar sinnlose Tätigkeiten sein, wie z. B. immer wieder dieselben Wäschestücke zusammenzulegen.

Wichtig ist, daß die Erkrankten darin eine Aufgabe sehen, die sie erfüllen oder an der sie sich beteiligen können. Auch Bemühungen allein müssen dabei gelobt und anerkannt werden.

Frau O überlegte sich schon eine ganze Weile, wie sie ihren Vater beschäftigen könnte. Er war handwerklich geschickt, konnte aber nur noch einfachste Tätigkeiten ausführen. Sie wußte auch von früher, daß ihr Vater vor allem dann etwas gerne tat, wenn eine materielle Entlohnung in Aussicht stand. So entstand folgende Idee:
In einem Eisenwarenladen kaufte sie eine größere Packung Schrauben und die dazu passenden Muttern. Dann setzte sie sich zum Vater ins Wohnzimmer und fing damit an, Schrauben und Muttern eine nach der anderen zusammenzudrehen. Irgendwann wurde der Vater neugierig und erkundigte sich nach ihrer Tätigkeit. Sie erklärte ihm, daß es sich um eine Heimarbeit handle, die sie angenommen habe und jetzt käme sie nicht mehr so recht mit der Arbeit nach. Sie machte ihm den Vorschlag, ob er sie dabei nicht unterstützen könne. Selbstverständlich bekäme auch er dann den entsprechenden Lohn. Davon war der Vater angetan. Er suchte sowieso immer wieder Arbeit, doch das meiste war schon zu schwierig für ihn. Von da an saß er fast täglich eine halbe bis eine ganze Stunde da und drehte Schrauben und Muttern zusammen. Anschließend gab ihm die Tochter einen Zehn-Mark-Schein und bedankte sich für seine Mithilfe. Natürlich hatte der Vater keine Übersicht über sein Barvermögen, und so war es fast jeden Tag derselbe Zehn-Mark-Schein. Für den Vater jedoch war die Freude über den wohlverdienten Lohn jeden Tag dieselbe.

Einen anderen Einfall zu diesem Problem beobachteten wir in einem Pflegeheim. Dort steht in einem kleinen Raum ein Bügelbrett samt Bügeleisen und immer etwas ungebügelte Wäsche. Bewohnerinnen, die tags oder auch nachts unruhig oder verwirrt sind, werden gefragt, ob sie nicht etwas Wäsche bügeln möchten. Besonders **Frau P**, die seit ca. 3 Jahren deutlich dementative Symptome zeigte, stand fast jede Nacht auf, und bügelte in so mancher Nacht 2-3 Stunden lang Wäschestücke und war dann rechtschaffen müde und konnte schlafen.

– Praktische Hilfen überlegen und anbieten,
  sich beraten lassen

Praktische Hilfen zum Erhalt der Selbständigkeit sind manchmal unbekannt. Ein Beratungsgespräch kann hier oft viel Kummer ersparen.

Herr und Frau Q wurden oft in ihrem Nachtschlaf gestört, weil ihre Mutter regelmäßig in der Nacht in der Wohnung umhergeisterte. Fragte man sie, so gab sie an, die Toilette zu suchen und sie könne diese nicht finden. Erst nach einigen Monaten erfuhr das Ehepaar Q, daß es fahrbare Toilettenstühle gibt, die im Zimmer aufgestellt werden können. Nach einiger Zeit der Eingewöhnung blieben die nächtlichen Störungen fast vollständig aus. Die Mutter blieb auf ihrem Zimmer, weil sie die Toilette nicht mehr suchen mußte.

– Zuwendung und Aufmerksamkeit für positives, d. h. erwünschtes Verhalten geben

Verhaltensweisen, die die Erkrankten verlernen sollen, müssen gelassen ignoriert werden.
Eine andere Möglichkeit ist, den Kranken abzulenken, um ihn von der Durchführung des unerwünschten Verhaltens abzuhalten, oder – vielleicht mit ihm gemeinsam – nach geeigneteren, problemloseren Verhaltensweisen und Lösungen zu suchen.
Bestrafung verstärkt gewöhnlich die unerwünschte Verhaltensweise oder provoziert Gefühlsausbrüche, die die Situation weiter komplizieren.

In einer internistischen Klinik werden demenzkranke Patienten leider oft auf ihren Sesseln im Aufenthaltsraum fixiert. Dem eher schmächtigen **Herrn R** gelang es immer wieder durch Hinundherwippen, sich mit seinem schweren Sessel im Raum fortzubewegen, auch bis zur Ausgangstür zu gelangen. Eine völlig entnervte Krankenschwester ertappte ihn auf einem dieser Ausflüge, schrie ihn an, stieß ihn in den Sessel zurück und zog ihn laut schimpfend auf seinen Ausgangspunkt zurück. Die Folge war ein lautes, zorniges Schreien des Patienten, der sich nun noch mehr bemühte, sich aus seinen Fesseln zu befreien oder zumindest seine Reise durch den Aufenthaltsraum wieder aufzunehmen. Der zufällig anwesende gerontopsychiatrische Konsiliararzt wurde daraufhin gebeten, Beruhigungsmittel zu verordnen. Nach einem klärenden Gespräch mit dem Pflegepersonal wurde dem gehfähigen Patienten ein Spaziergang in Begleitung einer Schwester verordnet und die Übernahme des verwirrten, desorientierten Mannes in die psychiatrische Abteilung vereinbart, wo ihm mehr Aktivität am Tage angeboten werden konnte, was zu einer erheblichen Linderung der psychomotorischen Unruhe führte. Die notwendige internistische Behandlung erfolgte weiterhin durch die medizinische Abteilung, nunmehr konsiliarisch.

– Verbleibende, auch einfache Fähigkeiten nutzen

Die Selbständigkeit der Kranken wird am besten gefördert, indem man sie möglichst viel selbst machen läßt, ohne sie zu überfordern. Dies verlangt meist einen größeren Zeitaufwand in der jeweiligen Situation, zahlt sich jedoch mittelfristig in mehrfacher Hinsicht aus, in der Zufriedenheit, im Selbstbewußtsein des Patienten, aber auch im Hinblick auf eine vielleicht erst später einsetzende erweiterte Pflegebedürftigkeit.

Besonders geeignet sind Beschäftigungen mit sich wiederholenden Handlungsabläufen. Es können auch scheinbar sinnlose Tätigkeiten sein, wie z. B. immer wieder dieselben Wäschestücke zusammenlegen, wie auch schon an anderen Stellen ausgeführt wurde. Wichtig ist, daß die Erkrankten darin eine Aufgabe sehen, die sie erfüllen oder an der sie sich beteiligen können. Dabei sollten nicht nur der Erfolg, sondern auch die Bemühungen gelobt und anerkannt werden.

– Praktische Hilfen zum Erhalt der Selbständigkeit geben

Oft bedarf es einiger Phantasie und Kreativität, praktische Hilfen zu finden, um Gefahren zu mindern oder Tätigkeiten, kleine Arbeiten zu erleichtern oder zu vereinfachen. So könnte es notwendig werden, Schuhe mit Klettband oder Reißverschluß statt Schuhbändern zu besorgen oder den Mantel mit besonders großen Knöpfen zu versehen, Pullover statt Hemden bzw. Kleider mit Reißverschluß anzubieten. Oder die Kleidungsstücke, in der richtigen Reihenfolge übereinander gelegt, am Morgen zum selbständigen Anziehen vorbereiten, so daß der Kranke über die Reihenfolge nicht nachdenken muß oder kein Kleidungsstück vergißt.

– Notwendige Handlungen pantomimisch vormachen; körperliche Hinweisreize geben

Gerade bei Erkrankten, deren Auffassungsfähigkeit durch Störungen des Sprachvermögens mit beeinträchtigt ist, gelingt eine Verständigung oft nur, wenn die sprachliche Aufforderung gestisch-mimisch unterstützt wird. Erwünschte Handlungen und Verhalten müssen dem Erkrankten vom Betreuer vorgemacht werden. Hinweisreize und leichte Unterstützung bei erwünschten Bewegungen, z. B. ein Bein antippen, das bewegt werden soll oder eine Hand bei einer Bewegung leicht führen, erleichtern beiden, Kranken und Betreuern, die gemeinsame Arbeit, machen Mißerfolgserlebnisse auf beiden Seiten seltener.

– Schmerzliche Mißerfolgserlebnisse vermeiden

Bei dem Versuch, einem Erkrankten Vertrautes wieder zugänglich zu machen, bedarf es großen Fingerspitzengefühls. So kann die erneute Erfahrung, eine wichtige Fähigkeit verloren zu haben, außerordentlich schmerzlich sein und sogar den Gesundheitszustand verschlechtern. Das Beispiel des Herrn I mag hierfür stehen.

– Häufiges und geduldiges Wiederholen von Aufforderungen oder Hinweisen

Versteht ein demenzkranker Mensch beim siebten Mal immer noch nicht, wo z. B. die Toilette ist, so ist dies – vorausgesetzt der Kranke ist grundsätzlich zu der erwünschten Verhaltensweise (hier: Lernen, wo die Toilette ist) in der Lage – nicht ein Problem des Erkrankten und dessen Dummheit, sondern überspitzt formuliert – der Dummheit des Betreuenden. Hat letzterer den richtigen Zeitpunkt gewählt, die richtige Formulierung mit der notwendigen Klarheit, Kürze gewählt und mit gleichbleibender Geduld und Freundlichkeit vorgetragen? Oder versucht er gar mit zunehmender Gereiztheit auf immer wieder gleiche und gleich ungeeignete Weise das Verhalten des Erkrankten zu beeinflussen?

– Eindeutige, einfache Anweisungen geben

Wie andernorts schon ausgeführt, sollten nach Möglichkeit nicht verschiedene Aufgaben gleichzeitig gegeben werden, z. B.: „Waschen Sie sich bitte die Hände und das Gesicht", sondern einzeln und der Reihe nach. Vernachlässigt man diesen Grundsatz, so sind folgende Reaktionen oft zu beobachten: der Erkrankte hält mitten in der Handlung inne, vergißt weiterzumachen, oder er haftet an der gleichen Tätigkeit, ohne sich lösen zu können, manchmal auch an nicht erwünschtem Verhalten. Oder der Kranke fühlt sich überfordert, reagiert gereizt oder aggressiv, während ihm die eine Krankenschwester die Schuhe zubindet und eine andere versucht, ihm das Hemd anzuziehen, und beide seine Aufmerksamkeit und Mitarbeit abfordern.
Auch das Aufgliedern eines Auftrages, z. B. die Zähne zu putzen, in einzelne Schritte wie: „Nehmen Sie die Zahnbürste!", dann: „Halten Sie sie unter den Wasserhahn!", ist bei Fortschreiten der Apraxie (der Unfähigkeit zu planvollem Handeln) notwendig.

1.3. Anregung, Aktivierung

– Überforderung vermeiden

Daß Streß und Überforderung Denk- und Gedächtnisleistungen beeinträchtigen können, ist allgemein bekannt. Jeder von uns kennt Situationen, in denen ihm vor lauter Aufregung die einfachsten Dinge nicht einfallen, z. B. der Name eines alten Bekannten oder während einer Prüfung die Antwort auf eine einfache Frage. Oder wir vergessen manchmal die wichtigsten Dinge (z. B. den Hausschlüssel), wenn wir versuchen, an vieles gleichzeitig zu denken, oder in Eile sind.

– Reizüberforderung vermeiden

Zu viele gleichzeitige, schnell wechselnde oder gar überraschende Sinneseindrücke sind verwirrend. So kann bei einem Gespräch mit einem Patienten allein die Tatsache, daß im Hintergrund zwei andere

Menschen sich unterhalten, zu einer Überforderung der Wahrnehmung und Auffassungskapazität führen.

– Gleichgewicht zwischen Über- und Unterforderung

Apathie, Unzufriedenheit, motorische Unruhe oder Reizbarkeit können Zeichen für Unterforderung sein. Panik, Aggression, Erregtheit oder Rückzug sind oft Zeichen für Überforderung. Es ist schwierig, die Möglichkeiten und Grenzen des Erkrankten im voraus richtig einzuschätzen. Eine zuverlässige Beobachtung seiner Reaktionen auf spezielle Außenreize erlaubt oft, die Belastungsfähigkeit des Demenzkranken mit der Zeit genauer zu bestimmen. Dies ist besonders auch bei Aufnahme in ein Krankenhaus oder in ein Heim von Bedeutung. Der Kranke braucht oft eine Eingewöhnungsphase von mehreren Tagen, oft Wochen, um seine Belastbarkeit angemessen einschätzen zu können.

– Flexible Reaktion des Betreuers auf Schwankungen in der Befindlichkeit und Leistungsfähigkeit des Erkrankten

An anderer Stelle wurde bereits ausgeführt, daß auch Demenzkranke Schwankungen in ihrer Leistungsfähigkeit unterliegen.
Ein erfahrener Betreuer bzw. Angehöriger merkt gewöhnlich schon an wenigen Signalen am Morgen, in welcher Verfassung der Kranke ist. Bei Anzeichen von Unruhe und Überlastung ist es dann notwendig, Ruhe und Geborgenheit zu vermitteln und möglichst wenig am gewohnten Tagesablauf zu verändern. Oft bedeutet dies auch, auf geplante Aktivitäten an diesem Tage zu verzichten.

Die an Demenz erkrankte **Frau S** braucht beim Ankleiden manchmal mehr und manchmal weniger Unterstützung. Hatte sie einen ganz besonders guten Tag und brauchte gar keine oder wenig Hilfe, so hielt sich ihre betreuende Tochter weitgehend im Hintergrund, beobachtete ruhig und geduldig, um nur dann, wenn es notwendig wurde, helfend einzugreifen.

– Vielfältiges Reizangebot

Bei Reizangeboten soll vor allem das eingesetzt werden, was auf einfache Weise die Sinne und Gefühle anspricht und auch die Kommunikation anregt (Sehen, Riechen, Hören, Schmecken, Tasten und andere Körperempfindungen).
In einer kleinen Gruppe demenzkranker Männer, die an zwei Nachmittagen in der Woche von zwei jungen Frauen betreut wurden, entwickelte sich eine besondere Freude am Backen, obwohl alle zuvor nach Aussagen ihrer Ehefrauen noch nie etwas gebacken oder gekocht hatten.
Backen hat mit vielerlei Reizen zu tun. Es entstehen unterschiedliche Düfte. Die Zutaten haben unterschiedliche Farben, die sich beim Zusammenrühren verändern. Sie sind hart oder weich, flüssig oder in Pulverform. Der Teig verändert seine Konsistenz beim Kneten oder Rühren. Rühren und Kneten sind einfache Tätigkeiten. Hierbei kann wenig falsch gemacht werden. Es entstehen Körperwahrnehmungen durch das Berühren und Spüren des Teigs zwischen den Händen und Fingern und Spüren des eigenen Kraftaufwandes beim Kneten. Beim Backen wird das Sehen, der Tastsinn und der Geschmackssinn gefordert. Das Innewerden über diese Erfahrung kann schon ein Erfolgserlebnis sein. Hinzu kommt der Erfolg über das Ergebnis der gemeinsamen Tätigkeit.

Frau T nahm regelmäßig an der wöchentlichen Nachmittagsgruppe für Demenzkranke teil. Vieles gehörte für sie bereits zum gewohnten Ablauf, doch immer wieder gab es auch neue Erlebnisse, wie z. B. eine neue Teilnehmerin oder eine neue Aktivität, die unternommen wurde. Frau T war nach den drei Stunden, die die Gruppe dauerte, manchmal recht müde und angestrengt. Sie brauchte dann für den Rest des Tages mehr Ruhe als sonst. Aber ihre Tochter berichtete, daß die Mutter insgesamt ausgeglichener sei, wenn sie einmal in der Woche die Gruppe besucht hatte.
Das Aufnehmen neuer Reize und Erfahrungen in angemessener Weise ist für den jeweiligen Kranken für die Ausgeglichenheit des Kranken somit ebenso wichtig wie das Beibehalten gewohnter Abläufe und die Reizabschirmung.

Frau U geht daher mit ihrem Alzheimer-kranken Mann möglichst jeden Tag eine halbe Stunde in den nahegelegenen Feldern spazieren.

Eines Tages brachte der Gruppenleiter eine Rose mit in die Gruppe. Er reichte sie **Frau V** und sagte: „Schauen Sie, was ich heute mitgebracht habe". – „Ah, schön, eine Blume!" Sie nahm die Rose in die Hand und roch an der Blüte. „Ah", sagte sie, „eine Rose!"
Vielfältige Sinneserfahrungen können geistige Fähigkeiten anregen oder erleichtern. Möglicherweise war Frau V beim Betrachten der Rose nur das Wort „Blume" eingefallen. Beim Anfassen und Riechen kam ihr jedoch auch die korrekte Bezeichnung „Rose" in den Sinn.

Herr W hatte früher schon immer gerne Kreuzworträtsel gelöst. Nun konnte er zwar die meisten Worte noch richtig schreiben, aber die Begriffe fielen ihm oft als Ausdruck seiner geminderten Abstraktionsfähigkeit nicht mehr ein. Frau W bemühte sich, besonders leichte Kreuzworträtsel für ihn zu finden. Während des Rätsellösens fragte Herr W seine Frau häufig nach Begriffen und erweckte dabei den Anschein, daß er sie nur prüfen wolle, ob sie den Begriff auch kenne. Somit ergab das Kreuzworträtsel die Möglichkeit für Herrn W, seine Restfähigkeiten zu trainieren, mit seiner Frau zu kommunizieren und gleichzeitig nach außen hin seine Fassade zu pflegen und zu wahren.

1.4. Allgemeines

Die Betreuung Demenzkranker erfordert in höchstem Maße Kreativität, Phantasie, Akzeptanz und Stehvermögen auf seiten des Betreuers. Vereinfacht formuliert, muß der Betreuer ja für zwei denken, für den Erkrankten und für sich selbst. Damit gehört die Betreuung Demenzkranker zu den anspruchvollsten Tätigkeiten. Sie verlangt außerordentlich hohe Sensibilität, Beobachtungsgabe, Spontaneität und gleichzeitig Augenmaß, oft Bescheidenheit bei der Auswahl der Mittel, um den Betreuten nicht zu überfordern oder gar zu beschämen.

– Diplomatie und diplomatisches Geschick

Auch hier möge ein Beispiel die Problematik verdeutlichen. In letzter Zeit kam es häufiger vor, daß Frau Y von ihrem Mann als Fremde angesprochen wurde. Sie waren erst seit etwa 15 Jahren miteinander verheiratet. So konnte es abends geschehen, daß **Herr Y** seine Frau bat, doch nun nach Hause zu gehen, da er müde sei und zu Bett gehen wolle. Zunächst versuchte Frau Y, ihren Mann auf unterschiedlichste Weise zu überzeugen, daß sie doch seine Frau sei und in diesem Haus mit ihm zusammenlebe. Damit hatte sie meist keinen Erfolg, da Herr Y sich sicher war, unverheiratet zu sein. Frau Y litt sehr unter dieser Situation. Eines Tages verließ sie dann tatsächlich die Wohnung, wie es ihr Mann wünschte, und wartete einige Zeit vor der Haustür. Als sie wieder zurückkam, fand sie ihren Mann in etwas hilflosem Zustand vor. Er zeigte sich froh und erleichtert, wieder einen vertrauten Menschen um sich zu haben.
Die gleiche Frau stieß beim Tischdecken versehentlich eine Tasse auf den Boden. „Ach", sagte ihr erkrankter Mann, der neben ihr stand, „da ist **mir** doch versehentlich eine Tasse heruntergefallen." – „Macht nichts", sagte seine Frau, „ich hebe sie gleich auf."

– Toleranz und Gelassenheit

Herr Z wollte beim Zubettgehen immer seinen Hut aufbehalten. Frau Z störte sich anfangs sehr daran, es kam zu Auseinandersetzungen. Inzwischen ist sie der Auffassung: „Was stört es mich, wenn mein Mann seinen Hut aufbehalten möchte, es schadet ja niemandem."

Frau AB lebte allein in ihrer Wohnung. Ihre Kinder schauten abwechselnd jeden Tag nach ihr. Ab und zu kam es schon vor, daß Frau AB abends nicht nach Hause kam. Die Kinder mußten dann an verschiedenen Orten, an denen sie häufiger unterwegs war, nach ihr schauen. Einmal mußte sogar die Polizei verständigt werden. Da Frau AB sich jedoch in ihrer eigenen Wohnung noch sehr wohl fühlte und keinen Wohnungswechsel wünschte, nahmen die Kinder das gelegentliche Sichverlaufen und -verirren der Mutter in Kauf, solange daraus nicht größere Probleme erwuchsen.

Die Verminderung der kognitiven Leistungsfähigkeit droht zu einer Unterschätzung der eigenen Fähigkeiten zu führen, aber auch zu einer Unterschätzung durch andere. Vereinsamung und Trauer sind oft die Folge. Das Fehlen von Aufgaben verstärkt die Problematik.

Frau CDs Ehemann war im fortgeschrittenen Stadium alzheimerkrank. Er sprach nur wenige Worte und saß die meiste Zeit auf einem großen Sofa im Wohnzimmer. In der Nachbarschaft lebte eine junge Familie, die gelegentlich einen Babysitter für ihren kleinen Jungen brauchte. Frau CD bot der jungen Frau an, mit ihrem Jungen einmal zu ihnen zu kommen. Und falls er sich bei ihr und ihrem Manne wohl fühlen würde, könnte er öfter bei ihnen sein, wenn sie etwas zu erledigen habe. Zwischen Herrn CD und dem kleinen Jungen entwickelte sich spontan eine gute Beziehung. Der Junge freute sich über einen aufmerksamen Zuschauer und geduldigen Spielkameraden, und Herr CD schaute dem Jungen gerne beim Spielen zu.
Der kleine Sohn einer Mitarbeiterin der Dienststelle ist in der Nachmittagsgruppe immer ein gern gesehener Gast. Nicht selten trägt er zur Unterhaltung aller bei. Da er selbst erst einige Worte sprechen kann, gibt es zwischen ihm und den Kranken kaum Verständigungsprobleme.

2. Verständnis für Erkrankte

2.1. Einfühlen in die Situation des Erkrankten

Wie erlebt der Erkrankte sich selbst und seine Umgebung? Die folgenden Beispiele erhellen blitzlichtartig einige Aspekte.

Herr EF war wieder einmal auf der Suche nach seinem Geldbeutel und verdächtigte dabei den Hausmeister. Der Berater reagierte ruhig und vielleicht auch etwas gleichmütig und begann, in der Wohnung zu suchen. Herr EF wandte sich an den Betreuer: „Ein anderer kann das gar nicht begreifen, wie das ist, wenn ständig etwas verändert wird in der Wohnung und Dinge fehlen, die man dann suchen muß." Er sagte

dies so ernst und betroffen, daß der Betreuer, der des immer wiederkehrenden Problems schon überdrüssig wurde, sehr nachdenklich wurde.
Dreht man beim Fernsehen für kurze Zeit den Ton ab, so kann man in etwa nachvollziehen, wie es ist, wenn ein Teil der Möglichkeiten, die Umwelt wahrzunehmen und zu begreifen, in diesem Fall die sprachliche Mitteilung, entfällt. Wir können feststellen, daß wir wesentlich mehr auf Mimik, Gestik und Haltung der Beteiligten achten und darauf, wie die Beteiligten miteinander umgehen, ob sie sich anlächeln oder distanziert gegenüberstehen und welche Beziehung sie möglicherweise zueinander haben. Man wird mehr und mehr auf die momentanen Situationen achten, da der Gesamtzusammenhang der Handlung zunehmend verlorengeht. Wenn wir auch die Vorgeschichte des Films nicht kennen, so werden wir versuchen, aus der Momentaufnahme auf einen Gesamtzusammenhang zu schließen.
Bei Auslandsreisenden, die sich längere Zeit allein in einem fremden Land aufhalten und dabei die dortige Sprache nicht gut beherrschen, ist der sogenannte Sprachschock bekannt. Weil man an vielem nicht teilhaben kann, was andere miteinander austauschen, fühlt man sich einsam und verloren, oder es können unbegründete Vermutungen entstehen, daß schlecht über einen geredet oder gedacht würde.
Fast jeder kennt Situationen, in denen etwas geschah, das mit der eigenen Vorstellung nicht in Einklang zu bringen war.
Ein Berater berichtete, daß er im Ausland vom Einkaufen zurückkam und sein Auto nicht mehr an der Stelle, wo er es seiner Erinnerung nach geparkt hatte, stand. Zunächst dachte er, er sei versehentlich daran vorbeigegangen und lief deshalb die Straße wieder zurück. Doch auch da konnte er sein Auto nicht finden. Zunehmend unsicherer, seien ihm verschiedene Gedanken durch den Kopf gegangen: Konnte es sein, daß er die Straße verwechselt hatte? Oder hatte er „Tomaten auf den Augen"? Nochmals sei er die Straße auf und ab gelaufen und ging sogar zu einer Parallelstraße, die der eigentlichen Straße ähnelte. Sein Auto jedoch konnte er noch immer nicht finden. Er überlegte, ob er vielleicht an diesem Tage gar nicht mit dem Auto unterwegs gewesen sei. Dann kam ihm der Gedanke, sein Auto könnte gestohlen worden sein. Hatte er vielleicht die Tür nicht abgeschlossen? Aber so ein altes Auto würde doch niemand stehlen. Erst nach einiger Zeit sah er zufällig ein

Halteverbotsschild an der Straße, das ihm zuvor nicht aufgefallen war, da auch andere Wagen an der Straße parkten. Zudem bemerkte er, daß in dem Garten an der Stelle, wo er sein Auto nach seiner Erinnerung geparkt hatte, ein größerer Baum gefällt worden sein mußte. Entsetzt kam ihm die Idee, der Wagen könnte abgeschleppt worden sein. Der Betreuer berichtete in einem Gespräch mit anderen Helfern, daß er nach diesem Erlebnis die Ruhelosigkeit und die Angst vieler seiner Klienten besser verstehen könne, wenn diese einen vermißten Gegenstand suchten.

2.2. Körpersprache

Da die sprachliche Verständigungsmöglichkeit oft schwer eingeschränkt ist, bleibt nichts anderes übrig, als die Gefühle und Absichten des Erkrankten aus seiner Mimik, Gestik und Haltung zu erschließen.

Wenn man **Frau GH**, die vermutlich kaum noch ein Wort verstand, nach dem Kaffeetrinken zur Sitzgymnastik begleitete und dabei zu ihr sagte: „Kommen Sie, Frau GH, wir machen jetzt wieder Gymnastik!", schaute Frau GH oftmals mit fragendem Blick in die Runde und zog dabei die Schultern etwas nach oben, als wollte sie sagen: „Ja, ich weiß nicht, was jetzt geschehen soll, ich laß mich mal überraschen."

2.3. Wissen über die Erkrankung

Wie wichtig es ist, daß Betreuer und Angehörige eines Demenzkranken unbedingt über häufige krankheitsbedingte Einschränkungen, aber auch über noch erhaltene Fähigkeiten informiert sind, mag folgende Episode illustrieren.

Frau IJ konnte sich nur in ganz einfachen Worten sprachlich mitteilen und verstand vieles nicht, was man zu ihr sagte. Trotzdem konnte sie selbst kompliziert geschriebene Texte laut vorlesen, was ihr immer große Freude machte.
Die Bedeutung von Wörtern und Sätzen zu verstehen ist bei Alzheimer-Kranken oft früher beeinträchtigt als die Fähigkeit zu lesen.

2.4. Bedürfnisse

Welche wichtigen körperlichen, emotionalen, geistigen und anderen Bedürfnisse hat der Erkrankte? Kann er sie selbst äußern, und wie äußert er sie? Hat der Betreuer Kenntnis von der Biographie eines Erkrankten, kann dies eine Hilfe sein, um etwas über die Bedürfnisse des Erkrankten zu erfahren.

Frau KL hatte früher immer sehr gern anderen Menschen geholfen und war auch in einem helfenden Beruf tätig. Auch später war ihr dies noch ein wichtiges Bedürfnis geblieben, auch wenn sie es von sich aus kaum mehr mitteilen oder in die Tat umsetzen konnte. So wurde ihr ermöglicht, kleinste Handreichungen zu machen, indem eine Krankenschwester sie zu kleinen Besorgungen mitnahm.

2.5. Verhaltensanalyse

Es ist unbedingt notwendig, Verhaltensweisen des Erkrankten besser verstehen zu lernen. Hat der Erkrankte ein erkennbares Ziel, eine Absicht? Handelt er eher spontan oder aus Gewohnheit heraus? Nimmt er sein Handeln selbst überhaupt wahr, z. B. bei motorischer Unruhe?
Der Betreuer muß versuchen, schwierige Verhaltensweisen genau zu analysieren. Er muß feststellen, in welchen Situationen sie besonders häufig auftreten, ob es Auslöser gibt, welche Bedürfnisse den Verhaltensweisen zugrunde liegen. Dies gelingt oft nur durch Sammeln von Informationen und Aussprache in einer Gruppe (z. B. Angehörigengruppe) oder durch gezielte Teamarbeit, eventuell unter Anleitung eines entsprechend ausgebildeten Psychologen oder Arztes.
Mit Hilfe einer Verhaltensanalyse kann man Ziele, Motive und Auslöser von Verhaltensweisen oft besser verstehen. Man muß dazu die Situation, in der eine Verhaltensweise auftritt, genau beobachten: Welche äußeren oder inneren Ereignisse gehen dem Verhalten voran? In welcher Situation tritt es auf? Welche Folgen hat das Verhalten im allgemeinen? Welche zeitlichen Abläufe sind zu beobachten, zu welcher Tageszeit tritt das Verhalten auf?

Wenn Besuch bewirtet wurde, wurde **Frau MN** oft nach kurzer Zeit unruhig. Der Beobachter hatte den Eindruck, sie wolle, daß der Besuch

wieder gehe. Bei genauerer Beobachtung fiel der Tochter auf, daß ihre Mutter besonders dann unruhig wurde, wenn die Gäste sich im Haushalt betätigten, z. B. beim Tischdecken oder beim Geschirrspülen halfen. Da es für Frau MN schon immer wichtig war, vor allem in der eigenen Familie gebraucht und damit anerkannt zu werden, löste die gutgemeinte Hilfsbereitschaft der Gäste bei ihr vermutlich nur unangenehme Gefühle aus. Die Tochter verzichtete daher in Zukunft in Gegenwart der Mutter auf die Hilfe der Gäste, was zu einer deutlichen Beruhigung bei Besuch führte.
Eine gründliche Verhaltensanalyse kann oftmals Hinweise darauf geben, wie belastbar oder wie wenig belastbar ein Erkrankter ist. Oft muß der Betreuer dann erkennen, daß sein eigener Maßstab für das Ausmaß der Belastung keine Gültigkeit hat und daß der Erkrankte ein viel größeres Erholungsbedürfnis auch nach alltäglichen Ereignissen oder scheinbar geringen Anstrengungen oder Veränderungen hat.

2.6. Biographisches Arbeiten

Wenn wir uns unterhalten, so unterhalten wir uns gewöhnlich über Dinge, die uns interessant erscheinen und bei denen wir davon ausgehen, daß sie auch für unseren Gesprächspartner interessant und wesentlich sind.
Häufig ist im Dialog mit altersdementen Menschen jedoch zu beobachten, daß die ja meist viel jüngeren Betreuer Themen mit den Erkrankten besprechen wollen, die für diese kaum von Interesse sind. Interessiert einen 90jährigen tatsächlich das Tagesdatum, die Tagesereignisse, die neueste Mode etc.?
Beobachten wir Kinder, so stellen wir fest, daß diese beiläufig Informationen aufnehmen und behalten, also lernen, die wir Erwachsenen, obwohl wir ihnen in gleicher Weise ausgesetzt sind (Werbesprüche im Radio, Fernsehen, Schlagertexte), nicht im Gedächtnis bewahren können.
Mit 15-20 Jahren erinnern sich viele von uns ganz genau, welche Schlager von welcher Musikgruppe in welcher Besetzung gespielt wurden, ohne sich dabei besonders zu bemühen. Heute bemerken wir, daß dies uns wesentlich schwerer fällt, auch wenn wir dies – vielleicht experimentierend – wieder bewußt versuchten.

Der Rückschluß, daß unser Gedächtnis schlechter sei, wir schlechter lernten, ist aber problematisch. Tatsächlich ist auch unser Interesse gewöhnlich für diese Themen gesunken, andere Dinge sind uns wichtiger, beanspruchen mehr unsere Aufmerksamkeit.
Folgen wir diesen Überlegungen, so sollten wir uns mit einem Demenzkranken über Dinge unterhalten, die ihn interessieren, für die er aufmerksam ist.
Gewöhnlich werden Gedächtnisinhalte aus dem 15.-25. Lebensjahr besonders gut und gerne behalten. Das Sprechen über Inhalte dieser Lebenszeit verleiht dem Kranken Sicherheit und stärkt sein Selbstvertrauen. Dieses gestärkte Selbstvertrauen erlaubt ihm dann möglicherweise, sich auch mit anderen, schwierigeren Dingen wieder auseinanderzusetzen.
Materialien aus dieser Lebenszeit des Erkrankten (Familienfotos, Zeitungen, Musikstücke) können das Gespräch und den Zugang zum Erkrankten erheblich erleichtern.
Oft erlauben die biographischen Daten Verhaltensweisen, z. B. tageszeitabhängige Unruhezustände, Handlungsstereotypien, Wortwahl usw., zu verstehen und im Umgang mit dem Erkrankten zu berücksichtigen und zu nutzen.

3. Verständnis für Betreuende

3.1. Resignation und Überdruß

Nicht nur der Demenzkranke bedarf des Verständnisses und der Einfühlung. Die Betreuung von Demenzerkrankten, sei sie nun professionell oder als Angehöriger, ist häufig eine frustrierende und deprimierende Angelegenheit. Positive Entwicklungen beim Erkrankten erweisen sich regelmäßig als vorübergehende Erscheinungen. Stets muß man mit einer Verschlechterung rechnen. Endet die Beziehung zu einem Kranken im Krankenhaus gewöhnlich mit dessen Entlassung, weil der Kranke wiederhergestellt ist, so endet die Beziehung zu einem Alzheimer-Kranken in der Regel mit dessen Tod. Oft einziger Ausweg für professionelle Helfer aus diesen wiederkehrenden Enttäuschungen ist der Beziehungsabbruch durch Verlassen der Institution, durch Kündigung oder Versetzung in einen anderen Bereich.
Für den Angehörigen eines Demenzkranken ist dieses Problem meist

noch vielschichtiger. Die Furcht, selbst krank zu werden, die Scham, der Rückzug von gemeinsamen Freunden, die Einengung des eigenen Lebensraumes und nicht zuletzt die Qualität der früheren Beziehung zum Erkrankten können eine solche Last werden, daß Ablehnung, Überdruß oder gar Haß die Folge sind.

3.2. Überlastung, Erschöpfung, Verzicht

Vom Betreuenden muß nicht nur das Verständnis für die Einschränkungen des Erkrankten verinnerlicht werden, sondern auch das Wissen um die Verschlechterung des Gesundheitszustandes des Betreuten.
In einer solchen Situation ist es außerordentlich wichtig, daß die Betreuer oder Angehörigen ihre eigenen Bedürfnisse ernst nehmen oder ernster zu nehmen lernen. Sie müssen ihre eigenen Grenzen kennen und akzeptieren. Hierzu gehört, sich eigene Haltungen und Erwartungen gegenüber dem Erkrankten bewußt zu machen. Dies ist aber nur möglich, wenn der Betreuer in der Lage ist, seine eigenen Kräfte einzuteilen, um nicht frühzeitig überfordert und erschöpft zu sein.
Eine große Hilfe stellt die Möglichkeit dar, sich mit Vertrauten oder in gleicher Weise Betroffenen auszutauschen und auszusprechen. Gerade über die Schuld- und Verpflichtungsgefühle, die negativen Gefühle und Einstellungen gegenüber dem Erkrankten muß gesprochen werden. Erfahrungen anderer im Umgang mit dieser Problematik erleichtern es, in der eigenen Arbeit einen gangbaren Weg zu finden.
Es versteht sich, daß auch das Leiden und die Trauer des Erkrankten ernst genommen werden müssen. Hierzu gehört die Einsicht, daß Trösten oder Ablenken oft nicht hilft, das geduldige, abwartende, sicher oft anstrengende Zuhören dem Erkrankten meist nützlicher ist. Auch hier ist die Belastung besser zu ertragen, wenn man sich mit in gleicher Weise Betroffenen, vielleicht auch unter sachkundiger Anleitung, aussprechen kann.

3.3. Zorn, Aggression, Scham und Selbstvorwürfe

In einer schwierigen, konfliktreichen Situation die Beherrschung und die gefühlsmäßige Kontrolle zu verlieren ist menschlich. Dies gilt gerade in der Betreuung Demenzkranker.

Niemand ist auf Dauer in der Lage, alle Konflikte gleichmütig zu bewältigen.
Die häufigen Schuldgefühle beim Betreuer, der sich in seinen Augen „gehen ließ", schaden der Beziehung zum Kranken häufig mehr als der die Selbstbezichtigungen auslösende Zornesausbruch.
Auch der Betreuer muß sich darüber im klaren sein, daß seine eigenen Fähigkeiten und Möglichkeiten begrenzt sind und nicht nur die des Erkrankten.
Betreuer und Angehörige müssen sich schulen oder auch geschult werden, selbstbewußt Entlastung und Hilfe zu fordern und zu organisieren. Dazu gehört, daß sie in der Lage sind, in geeigneter Weise auf die eigene Situation aufmerksam zu machen.
Überhöhte Ansprüche an sich selbst sind hier eher hinderlich.
Das Übertragen der eigenen Ansprüche auf andere ist wenig sinnvoll.
Auch andere Menschen brauchen Zeit, um eine Beziehung zum Erkrankten aufzubauen.
Es sollte z. B. in der Familie offen, ohne Vorurteile über die Verteilung von Aufgaben und auch über Gründe der Ablehnung gesprochen werden. Es kann durchaus sein, und es ist auch verständlich, daß die innere Bereitschaft, auch zur Betreuung eines nahen Angehörigen, verlorengeht, die Belastungen zu groß werden oder die eigenen Kräfte erschöpft sind. Deshalb ist es wichtig, sich mit möglichen Veränderungen, wie dem Wechsel in ein Pflegeheim, rechtzeitig, ohne Vorurteile und ohne schlechtes Gewissen auseinanderzusetzen.

3.4. Stolz, Verpflichtungsgefühle, Unabhängigkeit

Es sei keineswegs verschwiegen, daß Hilfe zu holen außerordentlich schwierig sein kann.

Auch hierzu eine Episode aus dem Alltag eines Betreuers: **Frau OPs Tante** war eine liebenswürdige ältere Dame, aber schon so vergeßlich, daß sie sich kaum mehr selbst versorgen konnte. Werktags wurde sie in einer Tagesstätte betreut, am Wochenende schaute Frau OP immer nach ihr. Die Tante wohnte in einem größeren Haus, in dem sich mehrere Miet- und Eigentumswohnungen befinden. Frau OP hatte schon mehrmals versucht, andere Bewohner im Haus zu sensibilisieren, damit der eine oder andere vielleicht hin und wieder mal nach der Tante schaute. Sie traf auf wenig Verständnis. Die einen hatten Befürchtungen, einmal von der Tante des Diebstahls verdächtigt zu werden, wenn sie in deren Wohnung gingen. Die anderen meinten, die Tante solle in ein Pflegeheim gehen. Frau OP verteilte daraufhin Aufklärungsbroschüren über die Alzheimer-Krankheit im Haus, um möglicherweise bestehende Unsicherheiten oder Ängste bei den Nachbarn abzubauen. Um die Betreuung ihrer Tante auch an Wochenenden zu ermöglichen, an denen sie selbst keine Zeit hatte, nahm sie Kontakt mit unterschiedlichen Hilfsorganisationen auf.

Frau **QRs Mann** war bereits seit mehreren Jahren alzheimerkrank. Sie selbst lehnte bislang stets fremde Hilfe ab. Bei Gesprächen mit Verwandten wurde jedoch die große Belastung, unter der sie stand, deutlich. Eine Nichte, mit der sie einen guten Kontakt hatte, wußte von der Beratungsinitiative der Alzheimer-Gruppe und erkundigte sich, welche Hilfsangebote möglich seien. In mehreren geduldigen und einfühlsamen Gesprächen mit der Tante konnte sie erreichen, daß die Tante sich allmählich öffnen konnte und auch andere Hilfsangebote akzeptierte. Frau QR war letztlich sehr glücklich über die Hilfen, die ihr zuteil werden konnten und bedauerte, daß sie sich nicht schon viel früher darum bemüht hatte. Ihr Stolz, ihre Furcht vor Abhängigkeit von Institutionen hatte sie gehindert, nach Hilfen zu suchen. Besonders in der Gemeinschaft mit anderen Angehörigen und einer Betreuungsgruppe für Demenzkranke fühlte sie sich jetzt wohl und verstanden und konnte sich ohne Schuldgefühle, z. B. weil sie die Loyalität gegenüber ihrem Mann verletzte, entlasten.

4. Umgebung des Erkrankten

4.1. Anregung und Beschäftigung

Es ist sinnvoll, in der direkten Umgebung des Erkrankten nach Möglichkeiten für angemessene Anregung, Aktivierung und Beschäftigung zu suchen, z. B. frühere einfache Hobbies zu aktivieren, spazierenzugehen oder auch einfache geistige Beschäftigungen anzubieten. Vor allem muß eingesetzt werden, wie oben beschrieben, was auf einfache Weise die Sinne und Gefühle anspricht und die Kommunikation anregt (z. B. durch Musik, gemeinsames Singen, Tanzen oder auch einfache Gymnastik).

4.2. Konstanz der Betreuungssituation

In der Umgebung sollte ebenso wie bei der betreuenden Person möglichst viel Konstanz erhalten werden. Ein möglichst gleichbleibender Rhythmus und ein einfacher Tagesablauf erleichtern dem Kranken das Dasein dadurch, daß er mit Routine und Erfahrung, ohne allzuviel Neues, seinen Alltag bewältigen kann.

4.3. Vertrautheit der Umgebung

Der Erkrankte profitiert davon, möglichst viele vertraute Gegenstände in seiner Umgebung zu finden. Er ist auf Orientierungshilfen, z. B. in Form von Bildern, und Gedächtnishilfen, z. B. große Plakate oder Kalender mit wichtigen Aufgaben im Tagesverlauf, angewiesen. Er ist ebenso darauf angewiesen, daß Angehörige und Betreuer gewohnte Ordnungsvorstellungen des Erkrankten respektieren, z. B. nicht aufräumen, wenn der Erkrankte sich mit seiner gewohnten Unordnung zurechtfindet. Wichtige Dinge müssen auf gewohnte Weise möglichst offen und leicht erreichbar und sichtbar aufgestellt werden (Waschutensilien, Zahnersatz usw.).

4.4. Soziales Leben

Kontakte und Besuche von anderen sind für den Demenzkranken ebenso wichtig wie für den Gesunden. Dabei ist eine freundliche und vertraute Atmosphäre unter Berücksichtigung der Belastungsfähigkeit des Erkrankten wichtig. Oft ist es notwendig, daß die Betreuer für die Aufrechterhaltung der Außenbeziehungen sorgen oder auch neue Begegnungsmöglichkeiten schaffen, da der Demenzkranke hierfür oft die Initiative, den Antrieb und die Kraft verliert.

V. Behandlungsmöglichkeiten

Die Symptomatik der Alzheimer-Krankheit wird durch seelische, körperliche, soziale und andere Umgebungsfaktoren beeinflußt. Diese Faktoren stehen in enger Wechselwirkung. So kann ein beruhigendes Medikament entbehrlich oder niedriger dosiert werden, wenn die Umgebung entsprechend gestaltet und die Betreuung seinen Bedürfnissen angemessen ist.
Die Behandlung der Alzheimer-Krankheit umfaßt somit die sogenannte **Basistherapie**, die **medizinische Behandlung der Kernsymptome** und der **Begleitsymptome**, die **Milieutherapie**, die **Psychotherapie** sowie die **Angehörigenberatung**. Diese Maßnahmen müssen sorgfältig aufeinander abgestimmt sein.
Im folgenden sollen die wichtigsten Behandlungs- und Betreuungsansätze dargestellt werden.

1. Medikamentöse Therapieansätze

1.1. Basistherapie

Je älter Menschen werden, desto wahrscheinlicher werden körperliche Erkrankungen und Behinderungen. Häufig leiden alte Menschen unter mehreren körperlichen Einschränkungen oder Krankheiten. Besonders häufig sind dabei die Sinne (u. a. Hören, Sehen), der Bewegungsapparat (u. a. Gelenke), das Herz-Kreislauf-System (Blutdruck, Herzleistung, Durchblutung), der Stoffwechsel (u. a. Zuckerstoffwechsel, Schilddrüsenfunktion), der Salz- und Wasserhaushalt (Nierenfunktion), sowie die Aufnahme und Ausscheidung verschiedener Stoffe (Entgiftung) betroffen.

Viele dieser Einschränkungen können, wie bereits in Kapitel I. 2. aufgeführt, die Hirnleistung beeinträchtigen. Der gezielten ärztlichen Diagnostik und Behandlung unter Hinzuziehung von Fachärzten (Internist, Augen-, Ohrenarzt, Orthopäde usw.) zur Ergänzung der nervenärztlichen Behandlung kommt daher oft eine wesentliche Bedeutung zu.

Dabei sollten die Informationen möglichst bei einem Arzt zusammenlaufen, um die notwendigen verschiedenen ärztlichen Maßnahmen zu koordinieren.
Nicht selten ergeben sich Wechselwirkungen zwischen den – möglicherweise von verschiedenen Ärzten verordneten – Medikamenten. Dies kann zu einem beschleunigten Abbau der Medikamente und damit zu einer verminderten Wirksamkeit führen. Neue Medikamente können sich auch gegenseitig in ihrer Wirksamkeit verstärken. Sie können so zu Vergiftungen oder auch nur zu einer Verstärkung unerwünschter Begleitwirkungen führen.

Weitere Schwierigkeiten entstehen im Alter dadurch, daß
- die Aufnahme von Medikamenten im Darm verzögert oder gestört ist,
- die Verarbeitung (Entgiftung) in der Leber verlangsamt oder erschwert ist,
- die Niere schlechter die Schadstoffe ausscheidet.

Diese Schwierigkeiten können Medikamente wirkungslos machen oder zu Vergiftungen führen. Bei manchen Medikamenten muß daher gelegentlich der Blutspiegel, d. h. die Konzentration des Medikaments im Blut, kontrolliert werden. Bei der Behandlung einer verminderten Herzleistung mit Digitalis ist dies beispielsweise der Fall. Eine Digitalisintoxikation (Digitalisüberdosierung) kann u. a. zu Verwirrtheit und Denk- und Gedächtnisstörungen führen.
Auch andere Medikamentengruppen können kognitive und andere psychische Störungen bewirken (z. B. andere Mittel zur Behandlung von Herzerkrankungen, Antibiotika, Antiepileptika, Psychopharmaka usw.).

Das Wissen um die möglichen Probleme der medikamentösen, Behandlung darf nicht dazu führen, die notwendige, fachgerechte Behandlung zu unterlassen oder zu verhindern. Dies gilt sowohl für die (internistische) Basistherapie als auch für die Psychopharmakotherapie.

1.2. Behandlung der Kernsymptome – Antidementiva und Nootropika

Unter Antidementiva oder Nootropika werden im Gehirn wirksame Arzneimittel verstanden, die krankhaft eingeschränkte Leistungen des Gehirns verbessern sollen, so Gedächtnis, Lernen, Auffassungs-, Denk- und Konzentrationsfähigkeit, Problemlöse- und Urteilsfähigkeit, Alltagskompetenz und Antrieb bzw. Motivation.
Die Ansatzpunkte bzw. Wirkungsweisen der Antidementiva sind sehr unterschiedlich. Im Kapitel I. 3.2. wurde versucht, die verschiedenen Prozesse, die bei der Alzheimer-Krankheit wirksam werden, zu beschreiben, aus denen Einflußmöglichkeiten mit Hilfe von Medikamenten ableitbar sind.

Grundsätzlich umfassen Antidementiva Stoffe, die

- die **Fließeigenschaften** des **Blutes** und damit das Sauerstoff- und Zuckerangebot im Gehirn verbessern (z. B. Acetylsalicylsäure),
- die **Nutzung** von **Sauerstoff** und / oder **Zucker** (Glucoseutilisation) im Gehirn verbessern (z. B. Piracetam),
- den **Acetylcholinmangel** (Neurotransmitter) im Gehirn vermindern (Cholinesterasehemmer),
- die **Membran** (Haut) der Gehirnzelle schützen, indem sie das Calciumgleichgewicht in der Zelle stabilisieren (z. B. Nimodipin),
- die Aminosäure **Glutamat**, die den Zelluntergang beschleunigen kann, hemmen (Glutamatantagonisten, z. B. Memantin),
- die **entzündlichen Prozesse**, die möglicherweise von bestimmten Eiweißstoffen (Spaltprodukten) wie βA4 ausgehen, hemmen (Neuroprotektiva, Antioxidantien, Radikalfänger, z. B. Vitamin E, Acetylsalicylsäure, möglicherweise Östrogene bzw. Östrogenagonisten),
- eine **Vermehrung** der **Kontaktflächen** von synaptischen Verbindungen (synaptische Plastizität) bewirken (z. B. Codergocrin).

Oft haben die obenerwähnten chemischen Substanzen mehrere Ansatzpunkte. So kann für manche experimentell nachgewiesen werden, daß sie sowohl die Neurotransmitter (z. B. den Acetylcholinstoffwechsel), den Hirnstoffwechsel (z. B. die Glucoseutilisation), die synaptische Plastizität und die Hirndurchblutung positiv beeinflussen.

Die folgende Übersicht führt die Antidementiva/Nootropika, deren Wirksamkeit in der Literatur als klinisch nachgewiesen gilt, auf (Tab.14). Soweit möglich werden Dosierungsempfehlungen gegeben.
Ältere Nootropika unterlagen bei der Zulassung nicht so strengen Untersuchungskriterien wie neuere Substanzen!
Die spezifische Wirksamkeit bei Alzheimer-Krankheit ist bislang nur bei den Cholinesterasehemmern nachgewiesen.

Tab.14 **Wirksame Antidementiva / Nootropika**

Chemische Kurzbezeichnung	**Handelsname**	**Orale Dosierungsempfehlung (Tagesdosis)**
1. nach neuen Kriterien spezifisch wirksam: Cholinesterasehemmer:		
Rivastigmin	Exelon®	2 x 1,5 mg bis 2 x 6 mg
Donezepil	Aricept®	1 x 5 (10) mg
2. unspezifisch wirksam:		
Nimodipin	Nimotop®	3 x 30 mg
Piracetam	Normabrain® u. a.	3 x 800 mg bis 3 x 1600 mg
Pyritinol	Encephabol®	3 x 200 mg bis 4 x 200 mg
Meclofenoxat	Helfergin® u. a.	3 x 200 mg bis 3 x 400 mg
Codergocrinmesilat	Hydergin® u. a.	je nach Herstellerempfehlung (3-4,5 mg)
Pentoxyfyllin	Trental® u. a.	3 x 400 mg
Memantin	Akatinol®	10 mg morgens bis 10 mg morgens und mittags
Vitamin E		400-2000 mg

Weitere wahrscheinlich wirksame Nootropika sind Gingko-biloba-Extrakte (Tebonin®, Rökan® u. a.), Nicergolin (Sermion® u. a.) und Naftidrofuryl (Dusodril® u. a.).

Die Behandlungsdauer hängt von der therapeutischen Wirksamkeit ab. Um diese festzustellen, sollte in der Regel 3-6 Monate behandelt werden.

Die Wirksamkeit kann nur unter Berücksichtigung folgender Informationen beurteilt werden:

- sorgfältige Beobachtung des Patienten in der Untersuchungssituation,
- persönliche und subjektive Angaben des Patienten,
- Informationen der Angehörigen und anderer Betreuenden.

Nützlich zum Nachweis der Wirksamkeit auch gegenüber dem Kostenträger/Krankenkassen ist die testpsychologische Untersuchung jeweils nach 2-3 Monaten, zum Beispiel mit dem Mini-Mental-State-Test.

Die Behandlung sollte so lange fortgesetzt werden, bis der Eindruck entsteht, daß das Medikament nicht weiter wirksam ist. Wirksamkeit ist im übrigen schon dann gegeben, wenn sich z. B. die Testleistung nicht verschlechtert.

Bei mangelnder Wirksamkeit oder Unverträglichkeit sollte mit einem anderen Nootropikum versucht werden, eine klinische Besserung zu erzielen. Falls die Therapie mit einem Wirkstoff nicht ausreicht, kann auch an eine Kombination von Medikamenten mit unterschiedlichen Hauptwirkungen bzw. aus unterschiedlichen chemischen Gruppen gedacht werden. Klinische Erfahrungen oder kontrollierte wissenschaftliche Studien liegen hierzu jedoch nicht vor.

Insgesamt sind Nootropika relativ gut verträglich. Dennoch gibt es auch hier unerwünschte Begleit- bzw. Nebenwirkungen, die in der folgenden Tabelle 15 zusammengestellt sind.
Die Nebenwirkungen sind unterschiedlich häufig und ebenso wie die erwünschte Wirkung oft dosierungsabhängig. Bei den modernen Cholinesterasehemmern (Exelon®, Aricept®) sind die Nebenwirkungen bei langsamer Dosissteigerung meist zu vermeiden.

Die Menge der möglichen, unerwünschten Begleitwirkungen darf nicht dazu führen, dem Patienten das notwendige Medikament vorzuenthalten. Der Nutzen und die möglichen, meist selten auftretenden Nebenwirkungen müssen gegenübergestellt und abgewogen werden. Bei jedem Patienten muß in Absprache mit dem Arzt also eine individuelle Entscheidung aufgrund der tatsächlich auftretenden Wirkungen und Nebenwirkungen getroffen werden.

Auch die in der Tabelle 15 nicht berücksichtigten Nootropika können unerwünschte Nebenwirkungen haben. Informationen hierzu können den Produktinformationen (Beipackzettel) der Hersteller entnommen werden. In jedem Fall sollte der behandelnde Arzt darüber informieren bzw. hierzu befragt werden.

Die Cholinesterasehemmer sind – wie bereits erwähnt – am besten auf ihre Wirksamkeit hin untersucht. Sie vermögen bei sehr vielen leicht- bis mittelgradig beeinträchtigten Alzheimer-Kranken den Krankheitsprozeß zu verlangsamen bzw. vorübergehend zum Stillstand, manchmal bis zu einem Jahr, zu bringen.

Wirksam scheint auch Vitamin E zu sein. Kürzlich wurden die Ergebnisse einer großen Studie an verschiedenen Zentren in den USA veröffentlicht, bei der hohe Dosierungen Vitamin E bei mittelschwer erkrankten Alzheimer-Patienten das Fortschreiten der Erkrankung verlangsamte bzw. um ein halbes Jahr hinauszögerte.

Tab. 15 **Nebenwirkungen von Antidementiva / Nootropika**	
Chemische Kurzbezeichnung	**Mögliche unerwünschte Begleitwirkungen**
Cholinesterasehemmer	selten: Übelkeit; Erbrechen, Schwindel, Durchfall, Kopfschmerzen
Piracetam	Schlafstörungen; Unruhe; Aggressivität; Verwirrtheitszustände; sexuelle Übererregbarkeit
Pyritinol	Schlafstörungen; Unruhe; Appetitverlust; Übelkeit; Erbrechen; Durchfall; Erhöhung der Leberwerte; Hautreaktionen und Gelenkschmerzen (sollte nicht bei Patienten mit entzündlichen Gelenkerkrankungen verordnet werden); Verstärkung der Nebenwirkungen von Antirheumatika
Nimodipin	selten Blutdrucksenkung, insbesondere in Kombination mit blutdrucksenkenden Mitteln; Schwindel; Pulsfrequenzsteigerung; vereinzelt Unruhe; Schlaflosigkeit; unwillkürliche Bewegungen (Hyperkinesien); depressive Verstimmung; in Kombination mit nierenbelastenden Medikamenten Verschlechterung der Nierenfunktion
Meclofenoxat	Magendruck; Unruhe; Schlafstörungen; Allergie
Codergocrinmesilat	Übelkeit; Erbrechen; Blutdrucksenkung; Nasenschleimhautschwellung mit Behinderung der Atmung; Beeinflussung der Fließeigenschaften des Blutes
Pentoxyfyllin	Herzrhythmusstörungen; Leberfunktionsstörungen

1.3. Behandlung der Begleitsymptome

1.3.1. Neuroleptika

1.3.1.1. Anwendungsbereiche

Psychotische Symptome, d.h. wahnhafte, aber auch halluzinatorische Symptome treten im Verlauf einer dementiellen Erkrankung, auch bei der Alzheimer-Krankheit, häufig auf. Diese Krankheitszeichen machen oft den Einsatz von **Neuroleptika** notwendig.

Bei fortschreitender Erkrankung entwickeln sich oft anhaltende *Verhaltensstörungen* mit Unruhe, Erregung und Erregbarkeit sowie Anspannung. Eine Behandlung mit Neuroleptika kann sinnvoll sein, muß aber, auch wegen der Nebenwirkungen, immer wieder kritisch abgewägt und überprüft werden.

Auch bei *Schlafstörungen* können – sogenannte niederpotente – Neuroleptika (z.B. Melperon, Pipamperon) eingesetzt werden.

1.3.1.2. Dosierung

Je stärker die Hirnschädigung ist, desto niedriger muß im Regelfall dosiert werden. Oft reicht 1/5 bis 1/10 der Dosis aus, die z.B. bei Erwachsenen mit wahnhaft-halluzinatorischen Krankheitszeichen notwendig sind. So wird z.B. Haloperidol bei wahnhaften Alzheimer-Kranken in Dosierungen von 0,5 mg (5 Tropfen) bis 2 mg (20 Tropfen) pro Tag verordnet.

Grundsätzlich muß auch daran gedacht werden, daß Neuroleptika die allgemeine geistige Leistungsfähigkeit verschlechtern können. Ebenso muß man wissen, daß Wahnsymptome oft nicht vollständig rückläufig sind. Mit höheren Dosierungen kann eine Besserung oft nicht erzwungen werden. Gewöhnlich rufen diese nur negative Nebenwirkungen hervor oder verstärken diese.

1.3.1.3. Nebenwirkungen

Je nach Substanzgruppe der Neuroleptika sind unterschiedliche Nebenwirkungen wahrscheinlich (Tab.16).

Tab. 16	**Klinisch wichtige Nebenwirkungen von Neuroleptika**
Extrapyramidalmotorisches System	Unwillkürliche Mißbewegungen (Dyskinesien), Muskelsteifigkeit, Bewegungsarmut, verarmte Mimik, Kleinschrittigkeit, gebeugte Haltung, Fallneigung u.a. (Parkinsonoid)
Kognitive Funktionen	Sedierung, Verwirrtheitszustände, Senkung der Krampfschwelle, Malignes Neuroleptisches Syndrom
Herz-Kreislauf-System	Niedriger Blutdruck, Herzklopfen, EKG-Veränderungen
Blutbild	Abfall der weißen Blutkörperchen mit Schwächung/ Verlust der Immunabwehr, Thrombosen
Vegetatives System	Verstopfung (Darmverschluß), Harnsperre, Akkomodationsstörungen
Allergische Reaktionen	Leber, Blutbild

Die Auswahl des hilfreichen Neuroleptikums ist oft schwierig und sollte grundsätzlich in der Hand des in der psychiatrischen Behandlung alter Menschen, insbesondere hirnorganisch veränderter Menschen, erfahrenen Arztes liegen.
Die besonders häufig bei klassischen Neuroleptika (z.B. Haloperidol) auftretenden Störungen des **Extrapyramidalmotorischen Systems** können durch den Einsatz sogenannter **atypischer Neuroleptika** (Clozapin, Olanzapin, Risperidon, Sulpirid, möglicherweise auch Amisulprid) vermieden werden.

Einige **atypische Neuroleptika** können jedoch zu unerwünschter Schläfrigkeit, Herz-Kreislauf-Kollaps, Blutbildstörungen u.a. führen.

Niederpotente Neuroleptika können ebenfalls zu einer starken **Beruhigung (Sedierung)** führen, die bei akuten Erregungszuständen durchaus erwünscht sein kann. Längerfristig sollte eine stärkere Sedierung vermieden werden, da neben dem Wohlbefinden des Patienten auch die Gang- und Stand-sicherheit sowie die geistige Leistungsfähigkeit leiden.

Viele Neuroleptika haben **unerwünschte Begleitwirkungen**, die gerade bei alten Menschen zu erheblichen Problemen führen können. Bei ohnehin häufiger Verstopfung kann sich ein Darmverschluß (paralytischer Ileus) entwickeln, ein lebensgefährlicher Zustand.
Harnverhalt oder Harnsperre, Desorientierung und Inaktivität wegen der verschlechterten Anpassungsfähigkeit der Augen auf Lichtwechsel (Akkomodationsstörungen), Blutdruckabfall mit Sturzgefahr und Verwirrtheit sind weitere mögliche Nebenwirkungen.
Auch **Blutbildveränderungen** sind möglich, so muß bei dem Neuroleptikum Clozapin die Zahl der weißen Blutkörperchen (Leukozyten) in den ersten 18 Behandlungswochen wöchentlich, später dann monatlich kontrolliert werden.
Neuroleptika, insbesondere niederpotente können die Krampfschwelle des Gehirns senken und somit **Krampfanfälle** auslösen.
Selten, aber lebensbedrohlich ist das **Maligne Neuroleptische Syndrom (MNS).** Dabei gelten Patienten mit internistischen und/oder Hirnerkrankungen, also auch Alzheimer-Kranke, als Risikogruppe. Beim MNS kommt es zu Fieber, Muskelsteifigkeit (Rigor) und Ansteigen eines Enzyms im Blut (Serum-CK), Blutdruck- und Bewußtseinsstörung bzw. Bewußtseinsverlust.
Neuroleptika müssen bei Auftreten eines MNS sofort abgesetzt werden und der Patient unverzüglich ärztlich behandelt werden.

Vorsicht ist auch geboten, wenn neben einem Neuroleptikum internistische Medikation verordnet ist. So können Magenschutzmittel (z. B. gegen zu hohe Magensäure) die Aufnahme von Neuroleptika behindern. Wird später das Magenschutzmittel weggelassen, kann dies eine Überdosierung der Neuroleptika bewirken. Neuroleptika können ihrerseits die blutzuckersenkende Wirkung von Mitteln gegen Zuckerkrankheit abschwächen.
Neuroleptika können außerdem die Wirkung anderer Psychopharmaka verstärken, aber auch die Wirkung von Alkohol usw.

1.3.1.4. Häufig eingesetzte Neuroleptika

Zur Behandlung wahnhafter oder halluzinatorischer Symptomatik wird oft Haloperidol, bei Unverträglichkeit von klassischen Neuroleptika auch Clozapin (Leponex®) oder neuerdings Olanzapin (Zyprexa®) oder Risperidon (Risperdal®), sogenannte atypische Neuroleptika, verordnet.

Zur meist prompten Linderung von Unruhe- oder Aggressionszuständen kommen insbesondere Melperon (Eunerpan® u. a.) oder Pipamperon (Dipiperon®) zum Einsatz.

1.3.2. Antidepressiva

1.3.2.1. Anwendungsbereiche

Häufige Symptome bei Alzheimer-Patienten sind depressive Verstimmungen und Depressionen. Neben stützenden, klärenden Gesprächen, auch Verhaltenstherapie, insbesondere zu Beginn der Erkrankung, sind zur Behandlung der Depression oft Medikamente (Antidepressiva) unerläßlich.

Zielsymptome von Antidepressiva sind Stimmungsaufhellung, Antriebsnormalisierung, Verbesserung von Schlaf und Appetit, Entwicklung bzw. Wiedergewinnen von Interessen und Freude, Angstlinderung.

Depressive Symptome können auch durch körperliche, internistische und neurologische Erkrankungen, aber auch durch Substanzmißbrauch (Medikamente, Drogen) verursacht sein. Dann muß versucht werden, die Grunderkrankung zu behandeln bzw. zu beseitigen. Oft ist dennoch zunächst auch dann die Verordnung von Antidepressiva sinnvoll.

Auch hier gilt, daß die Auswahl des Antidepressivums vom erfahrenen Arzt in enger Ab- und Rücksprache mit dem Patienten und Angehörigen und anfangs wöchentlicher Kontrolle vorgenommen wird.

1.3.2.2. Substanzgruppen und Dosierungen

Die Dosierungsempfehlungen der verschiedenen Antidepressiva sind sehr unterschiedlich, sie hängen vom Präparat ab. Auch hier gilt, daß bei Alzheimer-Kranken meist deutlich geringere Dosierungen sinnvoll sind als bei Erwachsenen im mittleren Lebensalter und ohne hirnorganische Beeinträchtigung.

Antidepressiva haben keinen prompten Wirkungseintritt, erst nach 2-3 Wochen ist bei angemessener Dosierung mit einer Besserung der depressiven Symptomatik zu rechnen.

Die Einteilung der Antidepressiva erfolgt teilweise nach ihrer chemischen Struktur, teils nach ihrem Wirkungsprinzip (Tab.17).

Tab. 17 **Antidepressiv wirksame Psychopharmaka (Auswahl)**

Substanzgruppe	**Substanzen (Beispiele)**	**Handelsnamen (Beispiele)**
Trizyklika	Amitriptylin Nortriptylin Doxepin Clomipramin	Saroten® Nortrilen® Aponal® Anafranil®
Tetrazyklika	Maprotilin	Ludiomil®
Serotoninwieder-aufnahmehemmer (SSRI)	Fluoxetin Paroxetin Citalopram	Fluctin® Seroxat,® Tagonis® Cipramil®, Sepram®
Noradrenalinwieder-aufnahmehemmer	Reboxetin	Edronax®
Serotonin- und Noradrenalin-„Verstärker"	Mirtazapin	Remergil®
Monoaminooxidase-hemmer (MAOI)	Moclobemid	Aurorix®
Atypische Antidrepressiva	Trazodon	Thombran®

1.3.2.3. Nebenwirkungen

Tabelle 18 gibt eine Übersicht über mögliche Nebenwirkungen von Antidepressiva. Das Vorkommen, die Häufigkeit und die Intensität von

Nebenwirkungen hängt von den zugrundeliegenden Wirkungsmechanismen der jeweiligen Antidepressiva ab.
Häufig bei **trizyklischen und tetrazyklischen Antidepressiva** sind vegetative Nebenwirkungen, wie z. B. Verstopfung, Harnsperre, Sehstörungen, Mundtrockenheit, Schwitzen, aber auch niedriger Blutdruck, Pulsfrequenzsteigerung, Erregungsleitungsstörungen am Herzen mit Rhythmusstörungen, letzteres besonders bei älteren Patienten. Ebenso relativ häufig bei älteren Patienten sind Verwirrtheitszustände, auch schon bei relativ niedrigen Dosierungen.
Oft wird die Mundtrockenheit besonders lästig erlebt, insbesondere bei Patienten, die Zahnprothesen tragen.
Moderne Antidepressiva, insbesondere neue **Serotoninwiederaufnahmehemmer (SSRI)**, wie Citalopram, verursachen nicht oder nur äußerst selten derartige Probleme. Vorkommen können Appetitminderung, Gewichtsabnahme, Übelkeit, Erbrechen und Kopfschmerzen. Manchmal sind auch hier Unruhe und Schlafstörungen beschrieben.

Tab. 18 **Unerwünschte Wirkungen einiger Antidepressiva (AD) in Abhängigkeit vom zugrundeliegenden Wirkungsmechanismus**

Anticholinerg (insbesonders trizyklische, tetrazyklische AD u.a.)	Akkomodationsstörungen, Harnverhalt, Erhöhung des Augeninnendrucks (Glaukomanfall), Mundtrockenheit, Verstopfung, Appetitsteigerung, Verwirrtheit
Antihistaminerg (trizyklische AD u.a.)	Müdigkeit, Angstlösung
Blockade von α1-Rezeptoren (trizyklische AD u. a.)	Blutdruckabfall bei plötzlichem Lagewechsel; Schwindel
Hemmung der Serotoninwiederaufnahme	Appetitminderung, Gewichtsabnahme, Übelkeit, Erbrechen, Kopfschmerzen, Unruhe
Monoaminooxydasehemmer	Übelkeit; Schwindel; Kopfschmerzen; Schlafstörungen; bei hirnorganischen Störungen: Unruhe, insbesondere nachts

Eine seltene, jedoch möglicherweise lebensbedrohliche Komplikation ist das **Zentrale Serotoninsyndrom**, das sich in Bewegungsunruhe, zunehmender Bewußtseinstrübung, Zittern und Steigerung der Muskelspannung äußert. Dieses Syndrom wurde bei der Kombination von Serotoninwiederaufnahmehemmern (SSRI) mit Monoaminooxidasehemmern (MAOI) bzw. bei ungenügendem zeitlichem Abstand zwischen der Verordnung dieser beiden Medikamente beobachtet.

SSRI verzögern den Abbau vieler anderer Medikamente in der Leber (über das **Cytochrom-P-450-Enzymsystem**). Bei der Verordnung von SSRI muß der verordnende Arzt über sämtliche andere vom Patienten eingenommene Medikamente informiert sein, da sonst Vergiftungszustände möglich sind.

Antidepressiva verstärken den sedierenden, schläfrig machenden Effekt von Alkohol, Schlafmitteln, von Mitteln gegen Allergien und Schmerzmitteln. Antidepressiva können die Wirksamkeit verschiedener Medikamente, so z. B. von Antiepileptika, blutdrucksenkenden Mitteln usw. verschlechtern.

1.3.3. Schlafmittel (Hypnotika) und Beruhigungsmittel (Tranquilizer)

1.3.3.1. Anwendungsbereiche

Die Medikamente gehören meist zur Gruppe der Benzodiazepine. Ausnahmen sind das noch relativ häufig verordnete Schlafmittel Chloraldurat®, das schlaffördende, auch in der Delirbehandlung und bei Verwirrtheitszuständen eingesetzte Distraneurin® sowie neuere Schlafmittel, wie Zopiclon (Ximovan®) und Zolpidem (Stilnox®).

Allen Mitteln dieser Gruppe ist eine **abhängigkeitserzeugende Wirkung** eigen, diese führt zur **Toleranzsteigerung**, d. h., um dauerhaft die gleiche Wirkung zu erreichen, wird eine immer höhere Dosis nach längerer Einnahme notwendig. Und das Absetzen der Medikamente kann schon nach dreiwöchigem Gebrauch, auch bei niedriger Dosierung, zu **Entzugserscheinungen**, wie z. B. Herzjagen, Angst, Schweißausbrüchen und psychotischen Symptomen, u. a. zu Situationsverkennung und Halluzinationen führen.

Daher muß der Einsatz dieser Medikamente klar begründet und wirklich notwendig und im Regelfall befristet sein.

Bevor zu Schlaf- oder Beruhigungsmittel gegriffen wird, sollte untersucht werden, warum Schlafstörungen oder Unruhezustände bestehen und mögliche Ursachen beseitigt werden.
Die Ursachen von Schlafstörungen ebenso von Unruhe können dabei sehr vielfältig sein, z. B. Ortswechsel, Veränderung in der Umgebung, Blutdruckschwankungen und vieles mehr bis hin zu neuen körperlichen Erkrankungen oder Nebenwirkungen von anderen Medikamenten.

Beruhigungsmittel aus der Gruppe der Benzodiazepine werden auch zur Behandlung von Angstzuständen eingesetzt. Hier gilt Entsprechendes.

1.3.3.2. Unerwünschte Wirkungen

Benzodiazepine besitzen grundsätzlich eine ausgesprochen gute Verträglichkeit und eine sehr große therapeutische Breite. Dennoch können sie nicht bedenkenlos verordnet werden.
Müdigkeit, Schläfrigkeit, Konzentrationsstörungen, verminderte Aufmerksamkeit, Ataxie (Störung der Bewegungskoordination) und Muskelschwäche sind meist direkt dosisabhängig und erhöhen die Sturz- und Verletzungsgefahr des Demenzkranken.
Bei Demenzkranken kann es ebenso zu **paradoxen Reaktionen** mit Schlafstörungen, Unruhe, Erregungszuständen und Angst, Halluzinationen oder Alpträumen kommen.
Bei intravenöser Gabe oder bei zu hoher Dosierung dieser Mittel sind Blutdruckabfall und Verschlechterung der Atmung und daraus folgend eine akute Minderdurchblutung des Gehirns und somit Schlaganfälle möglich.
Bei einer chronischen Einnahme höherer Benzodiazepindosen können neben muskulärer Schwäche und Appetitlosigkeit reizbare Verstimmungszustände und eine weitere Einschränkung der geistigen Leistungsfähigkeit auftreten.

1.3.4. Weitere Medikamente

Zur Affektstabilisierung und zur Minderung anders nicht zu beeinflussender Unruhe werden bei Demenzkranken oft mit gutem Erfolg auch das Antiepileptikum Carbamazepin (Timonil®, Tegretal®) sowie andere Antiepileptika eingesetzt.
Unter Carbamazepin können, vor allem bei Therapiebeginn, Müdigkeit, Benommenheit, Schwindel und Gang- und Koordinationsstörungen auftreten. Auch Sehstörungen, Doppelbilder, Übelkeit, Erbrechen und Herzrhythmusstörungen sind beschrieben. Diese Störungen bzw. Nebenwirkungen können gewöhnlich dadurch verhindert werden, wenn einschleichend, mit kleinsten Mengen und langsamer Dosissteigerung mediziert wird.

Weitere mögliche Nebenwirkungen sind Blutbildveränderungen und allergische Hautreaktionen.

2. Therapeutische Ansätze in der Betreuung und Pflege („nicht-medikamentöse Behandlung“)

Ziel dieser Ansätze ist es, die Verschlechterung des Gesundheitszustandes der Demenzkranken zu verlangsamen und die Auswirkungen der Erkrankung zu lindern und nicht die Heilung. Diese Ansätze sollen in positiver Weise die geistige Leistungsfähigkeit, die Alltagskompetenz, Aktivität, aber auch die gefühlsmäßige Situation von Demenzkranken beeinflussen. In der folgenden Tabelle 19 sind einige der Störungsbereiche und der notwendigen Maßnahmen dargestellt. Tabelle 20 faßt die wichtigsten Indikationsbereiche und Methoden zusammen.

Die Liste der erwähnten Verfahren ist sicher unvollständig.

Tab.19 **Betreuungs- / Behandlungsansätze**

Störungsbereich	**Symptombereich**	**Hilfen, Betreuungs- / Behandlungsansätze**
Kognition	Vergeßlichkeit	Gedächtnis stützen
(Gedächtnis, Denken usw.)	Unsicherheit	Sicherheit vermitteln
	Desorientierung	Orientierungshilfen
	Planung	Struktur setzen zuverlässige (Tages-)Abläufe
	Verlust der Biographie	Erinnerungsarbeit
Alltagskompetenz	Handlungsfähigkeit	Vereinfachung von Handlungsabläufen
	Verlust der Selbständigkeit	Selbständigkeit erhalten, Selbstsein erhalten
	Verlust von Verstärkern (von positiven Erfahrungen)	Aufgaben stellen, die erfolgreich beendet werden können
Gefühlsmäßiges Erleben, Emotionale Reaktionen	Beschämung	Bestätigung, Wohlwollen
	Enttäuschung	Erfolgserlebnisse vermitteln
	Aggressivität	u. a. Ablenkungstechniken
	Unruhe	u. a. Beschäftigung

Tab. 20 **Nicht-medikamentöse Behandlungsverfahren**		
Therapie	**Zielgruppe**	**Behandlungsziel**
Verhaltenstherapie	auch Demente	umschriebene Veränderungen
Tiefenpsychologische Ansätze	auch kognitiv Gestörte	Anpassung an innere Realitäten
Milieutherapie	auch Demente	Gestaltung einer „prothetischen" Umwelt
Gedächtnistraining	Demente	Erhalt von Gedächtnisleistungen
ROT	Demente	Orientierung, Selbständigkeit
SET	Demente	Selbsterhalt
Validation	Demente	s. o.
Reminiszenztherapie	Demente	Stabilisierung des Selbstwertgefühls
Körperbezogene Therapien (basale Stimulation, T-Touch)	Demente	Körpererleben, Verständigung
Ergotherapie	auch Demente	Selbstvertrauen, Selbstwertgefühl
Musik-, Tanztherapie	auch Demente	s. o.

2.1. Psychotherapie

Die meisten anerkannten Psychotherapieverfahren setzen voraus, daß der zu behandelnde Patient über intakte, gute psychische Grundfunktionen (Orientierung, Konzentration, Wahrnehmung, Gedächtnis usw.) verfügt. Motivation, Fähigkeit zur Binnen- bzw. Innenwahrnehmung, Lernfähigkeit, verläßliche soziale Bindungsfähigkeit, Ich-Stärke und anderes wird je nach Therapieverfahren beim Patienten gefordert. All diese Fähigkeiten verliert der Demenzkranke im Verlauf seiner Erkrankung immer mehr.

Die fortschreitende Minderung der kognitiven Leistungsfähigkeit geht jedoch nicht automatisch im Gleichschritt mit der gefühlsmäßigen Erlebnisfähigkeit, der emotionalen und affektiven Leistungsfähigkeit.

Diese verändert sich zwar und wird für Außenstehende oft unverständlich oder zumindest schwer verständlich und einfühlbar. Dennoch kann das gefühlsmäßige Erleben auch noch im schwersten Demenzstadium therapeutisch beeinflußt werden.

Für direkte Hilfe für den Demenzkranken durch die Psychotherapie im oben genannten Sinn bleibt meist nur wenig Zeit.

Mit anderen Worten: Psychotherapie im engeren Sinn, d.h., daß der Patient eigenständig und selbstentscheidend im Rahmen eines Behandlungsbündnisses oder eines Behandlungsvertrages in der Therapie mitarbeitet, ist nur leicht demenzkranken Menschen möglich. Für die Psychotherapie bedeutet dies, sich intensiv mit der Umwelt des Demenzkranken zu beschäftigen. Im Vordergrund stehen die Unterstützung der Bezugspersonen und die Schaffung eines „psychotherapeutischen Grundklimas" für den Demenzkranken, auch in den betreuenden bzw. versorgenden Institutionen.
Das Motto der Psychotherapie könnte lauten: „Behandle die Betreuer (oder die Angehörigen), dann geht es dem Demenzkranken gut." Wird das Beziehungssystem informierter, stabiler und freier von Ängsten, Verzweiflung, Hoffnungslosigkeit, Wut, Enttäuschung, Scham und Ekel, so werden dadurch vorhandene Fähigkeiten des Demenzkranken gefördert bzw. ebenfalls stabilisiert.
Auf diesen Überlegungen basiert auch dieses Buch, insbesondere die Inhalte der Kapitel II.-IV.

Verhaltenstherapeutische Ansätze werden seit weit mehr als zwanzig Jahren in der Behandlung dementer Patienten eingesetzt. Sie dürften in diesem Bereich als die erprobtesten Verfahren gelten. Die meisten Erfahrungen liegen mit der Technik des operanten Lernens vor, das eine Verhaltensänderung ohne die aktive Mitarbeit des Patienten ermöglicht. Sie beziehen sich oft auf die klassischen Problemsituationen bei der Betreuung Dementer, dazu zählen bekanntlich Unruhe, aggressives Verhalten, aber auch depressive Verstimmung usw. (vgl. Kapitel IV. 1.2. und 2.5.).

Psychoanalytische Therapeuten setzen sich u. a. mit dem Phänomen der Regression bei Demenz auseinander und versuchen regressionsfördernde und regressionshemmende Maßnahmen zu beschreiben. Unter Regression wird dabei das Wiederauftreten seelischer Erlebnisweisen verstanden, die während früherer Lebensphasen charakteristisch waren.
Weitere tiefenpsychologische bzw. psychoanalytische Ansätze beschäftigen sich mit den in der Symptomatik der Demenz sichtbar werdenden Kompensations- und Selbstheilungsversuchen. So können z. B. die von Demenzkranken häufig geäußerten Schuldzuweisungen, ihre fehlende Krankheitseinsicht und vieles mehr als Abwehr- oder Schutzmechanismen im psychoanalytischen Sinne verstanden werden und somit zum Verständnis des Verhaltens und Erlebens des Dementen beitragen.
Das Verständnis derartiger Mechanismen auch durch die Angehörigen könnte zu einer Entlastung und somit zu einer spannungsärmeren Situation für den Demenzkranken führen.

Ebenso können **systemische** Ansätze Kommunikationsprobleme und Rituale im Umgang mit dem Demenzkranken den Angehörigen und Betreuenden verdeutlichten und hierdurch Veränderungen bewirken.

Der **personenzentrierte** Ansatz, dessen Überlegungen sich besonders in der Validation (s. u.) niederschlagen, befaßt sich in besonderer Weise mit der Bedeutung und Wirkung von Wertschätzung, Echtheit und Akzeptanz in zwischenmenschlichen Beziehungen.
Viele der unten kurz beschriebenen Betreuungsansätze (Validation, SET usw.) beinhalten lerntheoretische, verhaltenstherapeutisch-kognitive, systemisch-familientherapeutische, personenzentrierte (klientzentrierte) oder psychoanalytische Überlegungen.

2.2. Milieutherapie

Der Gestaltung des Umfeldes einschließlich der sozialen Beziehungen von Demenzkranken kommt eine besondere Bedeutung zu. Auf wesentliche Gründe hierfür wurde bereits in Kapitel II. eingegangen:

- Die Kranken können weniger von innen, d. h. planvoll, vorausschauend handeln und denken. Sie lassen sich zunehmend stärker durch das leiten, was sie in der Umgebung vielleicht auch zufällig aufnehmen und wahrnehmen. Dabei kann es sich um konkrete Dinge, wie z. B. den Griff an einer Tür, handeln, der zum Öffnen animiert, oder auch mehr um indirekte Wahrnehmungen, wie die Atmosphäre in einer Gruppe, oder die Wirkungen von Farben und Formen.

- Die Kranken sind immer weniger in der Lage, sich selbst an äußere wie auch an innere krankheitsbedingte Veränderungen anzupassen. Jedoch ist es möglich, die Umgebung ihren Möglichkeiten und Fähigkeiten stärker anzupassen.
- Umgebungsfaktoren können helfen, Beeinträchtigungen der Kranken auszugleichen. Zum Beispiel erleichtert eine vertraute, überschaubare und gut verstehbare Raumgestaltung die Orientierung und kann dadurch Sicherheit vermitteln und Fremdheitsgefühle vermindern. Ähnliches kann ein zugewandtes, entspanntes, soziales Milieu vermitteln.

Ein gezieltes und überlegtes Einsetzen solcher Gestaltungsmöglichkeiten durch die räumliche und soziale Umgebung kann als Milieutherapie oder Soziotherapie bezeichnet werden. Zum therapeutischen Vorgehen gehört auch, daß die Auswirkungen solcher Milieufaktoren immer wieder überprüft werden, ob sie beim einzelnen Kranken zu den angestrebten Wirkungen führen.

Das folgende Beispiel zeigt, wie individuell und speziell milieutherapeutische Maßnahmen ausgerichtet sein können. Ein Lehrer oder Beamter kann sich durch einen höflichen und zurückhaltenden Umgangston angenommen und geschätzt fühlen. Es ist die Sprache, die er kennt und bei der er sich heimisch fühlt. Ein ehemaliger Bauhandwerker oder Polizeiinspektor mag sich bei dieser Sprechweise geradezu unwohl fühlen und gewinnt erst nach einigen markigen Worten seines Gegenübers zunehmendes Vertrauen. Die Kenntnis der Biographie ist also wichtig.

Auch die Innenarchitektur und Möblierung von Räumen können auf ähnliche Weise Vertrautheitsgefühle wecken, aber auch befremdend wirken. Eine Umgebung kann durch ihre Gestaltung oder durch das Verhalten der Personen auch ein ganz bestimmtes Milieu vermitteln, wie z. B. das Milieu einer Behörde, eines Krankenhauses, eines Bahnhofs usw.

Als milieutherapeutische Maßnahme kann auch die Übernahme sogenannter „Hilfs-Ich-Funktionen" aufgefaßt werden. Dabei versucht eine Bezugsperson den Kranken entsprechend seiner Handlungsabsichten unbemerkt zu unterstützen, so daß er das Gefühl behält, selbständig und selbstbestimmt handeln zu können.
Ein Beispiel dafür sind eher beiläufig wirkende kleine Hilfestellungen mit der Hand, wenn der Kranke beim Umgang mit Messer und Gabel nicht gleich zurecht kommt. Wichtig ist, die Handlungsabsichten des Kranken gut erspüren oder sich zusammenreimen zu können und selbst in der Rolle des Helfers eher im Hintergrund zu bleiben. Statt dessen sollte man die Rolle des Partners, des Anerkennenden, des Freundes

Tab. 21 **Bezugspunkte für milieutherapeutische Maßnahmen**

Räumliches und bauliches Milieu:
- Raumaufteilung und bauliche Gegebenheiten,
- Innenarchitektur, Einrichtung, Beschilderung,
- Lichtverhältnis,
- Temperatur,
- Akustik.

Räumliches und zwischenmenschliches Milieu:
- Gemeinschaftsbereiche, Rückzugsmöglichkeiten,
- Atmosphäre,
- Gruppengröße,
- Geräuschpegel,
- Kleidung der professionellen Betreuer.

Zwischenmenschliches Milieu:
- Umgangsformen, Kommunikationsstile (Art des Sprechens miteinander, Berührungen, Gestik),
- Kontinuität in der Betreuung,
- Tagesablauf, Rituale,
- Berücksichtigung individueller Gewohnheiten und Betätigungen,
- Aktivitätsangebote.

oder eine andere Rolle, auf die der Kranke positiv reagiert, in den Vordergrund stellen.
In anderen Kapiteln dieses Buches finden sich viele weitere konkrete Anregungen zu milieutherapeutischen Maßnahmen (z. B. Kap. IV. und Kap. VI.1.1.).
Die Milieutherapie orientiert sich stark am Alltag und den „normalen" oder gewohnten Lebensbezügen der Kranken. Dadurch läßt sie sich auch gut in den Alltag mit den Kranken integrieren. Ein wichtiges Merkmal der Milieutherapie ist deshalb, die Kranken in gewohnte Abläufe des täglichen Lebens weitmöglichst einzubeziehen.

Allgemeine Grundlage milieutherapeutischer Maßnahmen ist, daß alle Kontaktpersonen des Demenzkranken einbezogen werden, so daß dieser ein menschenwürdiges, der persönlichen Lebensgeschichte angepaßtes, möglichst ungestörtes Leben führen kann. Das räumliche Umfeld mit den dazugehörigen Menschen sollte zu einer „prothetischen" Umwelt werden. So, wie eine Prothese ein Körperteil in gewissen Grenzen ersetzt, sollen in der Milieutherapie die Umgebung und die Beziehungen stützend und ersetzend wirken (Tab. 21).

In der praktischen Umsetzung überschneiden sich der milieutherapeutische Ansatz und andere hier dargestellte Ansätze in vielem. Teilweise sind es nur einzelne wertvolle Gesichtspunkte, die die Verfahren unterscheiden.

2.3. Gedächtnistraining

Da bei der Alzheimer-Krankheit in erster Linie Gedächtnisfunktionen betroffen sind, liegt es nahe, diese Funktionen zu trainieren und damit zu erhalten (Tab. 22).

Im folgenden soll eine kurze Bewertung der verschiedenen Techniken gegeben werden.

Abstrakte Denk- und Gedächtnisübungen (Gehirnjogging), die vor allem die Menge der Informationen und deren Verarbeitungsgeschwindigkeit betreffen, gehen von der Annahme aus, daß diese

Tab. 22 **Formen von Gedächtnistraining**
1. **Abstrakte Übungen** zum Trainieren sogenannter Grundfähigkeiten der Informationsverarbeitung (Aufnahmevermögen, Verarbeitungsgeschwindigkeit, Konzentrations- und Erinnerungsvermögen). Meist werden Aufgaben zum Ankreuzen oder Durchstreichen von Buchstaben oder Zahlenfolgen und Begriffen verwendet.
2. **Spielerische Wahrnehmungs-, Denk- und Gedächtnisübungen** mit anschaulichen Inhalten interessant dargeboten und soweit möglich mit Bezug zur jetzigen oder früheren Lebenswelt der Teilnehmer. Wichtig ist dabei das Einbeziehen aller Sinne (Sehen, Hören, Tasten, Riechen).
3. **Einsatz von Gedächtnishilfen** und -stützen (Notizbücher, Tagebücher, Terminkalender usw.).

Leistungen durch Übungen verbessert werden können. Alzheimer-Kranke sind durch solche wenig anschauliche und abstrakte Aufgaben meist schon in frühen Krankheitsstadien überfordert. Bei Alzheimer-Kranken sind außerdem nicht die Leistungs- und Geschwindigkeitsaspekte des Gedächtnisses betroffen, sondern die grundsätzliche Fähigkeit, Informationen sinnvoll zu speichern, auf diese zuzugreifen und sie in Problemlösungen planvoll einzusetzen.
Wenn ein Kranker allerdings gern und motiviert sich mit derartigen Aufgaben beschäftigt, sollte man ihn ermuntern, dies weiter zu tun, es sei denn, der Kranke setzt sich mit diesen Übungen selbst unter Druck.

Spielerische Denk- und Gedächtnisübungen wurden zunächst für gesunde alte Menschen entwickelt. Sie sollen Denken, Wahrnehmen, Lernen und Erinnern erleichtern, ohne daß dabei Leistungsdruck aufgebaut wird. Oft werden Kärtchen und Bilder, teilweise mit lebensbiographischem Zusammenhang, eingesetzt. Sowohl für die abstrakten als auch für die spielerischen Denk- und Gedächtnisübungen gilt, daß die Übungserfolge nur bei gleichartigen oder ähnlichen Aufgabenstellungen wirksam und nicht auf andere Situationen übertragen werden, so daß eine Verbesserung von Gedächtnisleistungen oder der Alltagskompetenz nicht zustande kommen.
Davon unabhängig fühlen sich Menschen jedoch wohl und kompetent,

wenn sie den Eindruck gewinnen, etwas für ihr Gedächtnis zu tun, und sie aus der Bewältigung der Übungsaufgaben Lob und Anerkennung bekommen. Ein positiver Nebeneffekt ist die allgemeine Aktivierung.
Falls derartige Trainingsmaßnahmen in Gruppen durchgeführt werden, muß strikt darauf geachtet werden, daß die teilnehmenden Patienten ähnlich leistungsfähig sind, da es sonst schnell zu Kränkungen kommt. Kränkungen können auch daraus resultieren, daß ein Patient erkennt, daß er bestimmte, vielleicht sogar einfache Übungen nicht mehr so problemlos bewältigt wie früher.
Von besonderer Bedeutung ist neben dem Wunsch des Patienten, an den Übungen teilzunehmen, die entspannte, fröhliche und spielerische Atmosphäre der Übungen, ohne Leistungs- und Konkurrenzdruck.

Im Frühstadium einer Demenzerkrankung sind die Kranken mit äußeren **Gedächtnishilfen**, wie Notizbüchern, Tagebüchern oder Kalendern, in der Lage, ihre Merkfähigkeitsprobleme sozusagen durch einen äußeren Gedächtnisspeicher auszugleichen. Der Gebrauch dieser Gedächtnishilfen muß eingeübt, vom Kranken positiv bewertet und von der Umgebung unterstützt werden. Nur so kann der Demenzkranke lernen, diese Hilfen gewohnheitsmäßig anzuwenden. Dadurch können die Selbständigkeit und die Fähigkeit zur Alltagsbewältigung verbessert werden.

Auch wenn Gedächtnistraining in angemessener Form von einem motivierten Demenzkranken durchgeführt wird, können sich Schwierigkeiten dadurch ergeben, daß der Demenzkranke mit den Grenzen seiner Leistungsfähigkeit konfrontiert wird, und zwar in einem Bereich, der von der Krankheit am stärksten betroffen ist und am wenigsten beeinflußt werden kann.
Die Überlegungen in diesem Kapitel können **nicht** generell auf alle kognitiven Störungen infolge von hirnorganischen Erkrankungen, wie z. B. bei Schlaganfall, übertragen werden.

2.4. Realitätsorientierungstraining (ROT)

Ziel des Realitätsorientierungstrainings ist es, verlorengegangene Bezüge und Informationen zur Wirklichkeit zu vermitteln und dadurch zu Sicherheit und Orientierung zu verhelfen.

ROT wird als sogenanntes 24-Stunden-ROT, d.h. begleitend im täglichen Kontakt, oder als Gruppen-ROT, d.h. mit gezielten Übungen und Gesprächen in Kleingruppen bis zu fünf Personen, durchgeführt.
In der folgenden Tabelle sind die wesentlichen Aspekte des Realitätsorientierungstrainings aufgeführt (Tab. 23).

Tab. 23	**Aspekte des Realitätsorientierungstrainings**
	Vermitteln von Realitätsbezügen • zur eigenen Person, • zu Personen im Umfeld, • zur Zeit (Uhrzeit, Wochentag usw.), • zum Aufenthaltsort, • zur örtlichen Umgebung, • über kommende Ereignisse im Tagesablauf, • über zurückliegende Ereignisse im Tagesablauf, • auf längere Zeit zurückliegende Ereignisse.
	Korrigieren von Fehlwahrnehmungen. **Begleitendes Sprechen und Erklären von Handlungen** (z. B. bei Pflegeverrichtungen).
	Durchführen von Übungsaufgaben, die auf Wahrnehmung, Gedächtnis, Aufmerksamkeit und Konzentration zielen.
	Beschäftigung mit dem Zeitgeschehen (Politik, Sportereignisse usw.).

Durch seine Orientierung an der äußeren Realität kann das Realitätsorientierungstraining zu sehr starrem und wenig einfühlsamem Verhalten gegenüber dem Kranken führen. Demenzkranke werden durch diese Technik leicht in eine Schülerrolle gedrängt, wodurch sie in ihrem Selbstwert herabgesetzt und gekränkt werden.

Reflektiertere Anwendungen von ROT achten verstärkt auf die Haltung der Betreuenden und die Motivation der verwirrten älteren Menschen. So wird z. B. versucht, Übungen so zu gestalten, daß sie einen direkten Bezug zur Lebenswelt oder Biographie des älteren Menschen haben. Es wird darauf geachtet, daß kleine, vom Kranken prinzipiell lösbare Aufgaben gestellt werden, daß ausreichend Lob und Anerkennung vermittelt wird und daß die notwendigen Korrekturen einfühlsam und so unauffällig wie möglich gegeben werden.

ROT kann eine Möglichkeit sein, leicht hirnorganisch beeinträchtigten Menschen, die durch langes Alleinsein oder Isoliertleben Wirklichkeitsbezüge verloren und sich in eine Schein- und Eigenwelt geflüchtet haben, neue Bezüge zur Wirklichkeit anzubieten.

ROT ist nur für Alzheimer-Kranke in einem frühen Krankheitsstadium geeignet.

2.5. Selbsterhaltungstherapie (SET)

Die Selbsterhaltungstherapie wurde aus der Neuropsychologie speziell für Alzheimer-Kranke entwickelt. Unter dem „Selbst" eines Menschen versteht man in der psychologischen Fachsprache alles, was einem Menschen das Gefühl gibt, „er selbst" zu sein, das heißt, eine eigene beständige Identität zu besitzen.

Zu diesem Gefühl, „man selbst zu sein", gehört unter anderem

- das **Wissen über die eigene Vergangenheit** (wer war ich vor einem Jahr, vor zehn Jahren, wer sind meine Eltern, welchen Beruf habe ich erlernt),
- das **Wissen über sich selbst in der Gegenwart** (welche Stärken und Schwächen habe ich, wer sind meine Freunde und meine Familie, welche Ziele habe ich),
- das **Bewußtsein über Fähigkeiten**, die wir uns im Lauf des Lebens aneignen.

Die Gesamtheit der Erfahrungen und das Wissen über uns selbst geben uns das Gefühl, „ich bin ich selbst".
Das „Selbst" eines Menschen ist grundlegend, um Erfahrungen einordnen zu können, sich zu entwickeln, sich anzupassen, Entscheidungen zu treffen, sich zu orientieren und vieles andere mehr.
Geht dieses Bewußtsein über die eigene Identität verloren, fühlen wir uns bedroht, verworren, ängstlich oder werden möglicherweise depressiv. Die zentrale Bedeutung des Identitäts- oder „Selbstgefühls" wird z. B. in Redensarten deutlich wie: „Das Erlebnis schockierte mich so sehr, daß ich nicht mehr recht wußte, wer ich bin."
Alzheimer-Kranke geraten immer wieder in Situationen, in denen sie nicht mehr recht wissen, wer sie sind, das heißt, sie sind sich ihrer

Identität oder ihres „Selbstseins als Person nicht mehr sicher". Ihr Identitätsgefühl wird brüchig.
Nach dem Konzept der Selbsterhaltungstherapie ist dies eine Folge von Demenzerkrankungen, die schwerwiegender und belastender ist als die Denk- und Gedächtnisstörungen selbst.

Die **Identität von Alzheimer-Kranken** wird nach Barbara ROMERO, der Begründerin dieses Ansatzes, vor allem durch vier Faktoren **bedroht**:

1. Die **Verletzung der personalen Kontinuität**. Die Krankheit führt zu entscheidenden Veränderungen im Leben und im Selbstverständnis der Betroffenen. Das heißt, das Gefühl, „ich bleibe ich selber, obwohl die Zeit vergeht", geht verloren („Wo war ich gestern? Welche Erfahrungen habe ich vor einer Stunde gemacht? Wie habe ich mich da gefühlt?").
2. **Den Verlust des Wissens über die eigene Person und Person-Umweltbezüge** (Was kann ich? Wer bin ich? Wie bin ich? Wie ist es mir heute gegangen? Wer sind meine Freunde? Wo fühle ich mich zugehörig?).
3. Durch **Erlebnisarmut** als Folge innerer und äußerer Veränderungen („Ich weiß nicht recht, was ich tun soll, kann oder möchte?" „Ich traue mir nichts zu! Ich ziehe mich lieber zurück, weil Neues mich überfordert!" „Die anderen gehen mir aus dem Weg, wollen nichts mehr mit mir zu tun haben!"). Die Folge ist: „Wenn ich keine Erlebnisse habe, spüre ich mich selbst nicht mehr".
4. Die Erfahrung, mit **krankheitsbedingten Veränderungen** nicht zurechtzukommen und **Veränderungen des gefühlsmäßigen Erlebens** („So 'unfähig' bin ich nicht, das bin ich nicht selbst!" „Dieses aggressive Verhalten paßt nicht zu mir, das kann nicht ich sein!" „Ich fühle mich so hilflos, verloren und ängstlich. Das paßt nicht zu meinem Alter und meinem Selbstbild").

In der Selbsterhaltungstherapie wird nun versucht, die Identität des Alzheimer-Kranken zu stützen und damit die psychisch bedrohlichen Auswirkungen der Erkrankung zu mildern. Zu jedem der obengenannten Faktoren werden Maßnahmen vorgeschlagen, die das Identitätsgefühl stützen, u.a.:

zu 1: Für Vertrautheit und Beständigkeit in der Umgebung sorgen; eine Tagesstruktur herstellen; sich selbst im Zeitfluß erfahren, sich bei Aktivitätsangeboten an der Individualität und Biographie des Kranken orientieren.

zu 2: Bewahren des „Selbst-nahen" Wissens; Anlegen von Gedächtnishilfen zur eigenen Biographie (Tagebuch, Lebensbuch, Fotoalben mit Texten), Lebenserinnerungen durch gemeinsame Gespräche lebendig machen; zu beachten ist dabei, inwieweit die Erinnerungen für das gegenwärtige Identitätsgefühl wichtig sind.

zu 3: Für bedeutsame, auch kleine wertvolle Erlebnisse sorgen (z.B. anregende Begegnungen, körperliche Zuwendung, wie eine Umarmung, ein Spaziergang, ein Friseurbesuch).

zu 4: Vereinfachungen im Alltag; Vertrauen, Zuversicht und Sicherheit vermitteln; Sinngefühl für das Lebensgeschehen erhalten; sich in die Sichtweisen und Empfindungswelten der Kranken einfühlen (sie erkennen und unterstützen); diese Sichtweisen nicht in Frage stellen, sondern ihnen nachgehen um den Kranken in „seiner" Wahrnehmung und Wirklichkeit zu stützen und zu stärken.

Insgesamt gilt, daß nicht der Kranke „reorientiert" werden muß, sondern der Betreuer muß bemüht sein, den Kranken zu verstehen und sich nach ihm zu orientieren. Ziel der Selbsterhaltungstherapie ist somit nicht Veränderung oder Korrektur von Verhalten, sondern der Erhalt des „Selbst" bzw. der persönlichen Identität.

Die Empfehlungen der Selbsterhaltungstherapie sind für die praktische Betreuung von Alzheimer-Kranken durchweg sinnvoll und angemessen. Die Selbsterhaltungstherapie ist vor allem für Alzheimer-Kranke und auch andere Demenzkranke im frühen bis mittleren Krankheitsstadium wertvoll. Sie basiert im Gegensatz zu manch anderen Ansätzen auf einer soliden theoretischen Grundlage.
Im Unterschied zu Gedächtnistraining und Realitätsorientierungstraining versucht die Selbsterhaltungstherapie nicht, die Fähigkeiten zu verbessern, die durch die Erkrankung ohnehin am meisten betroffen sind und, wenn überhaupt, nur geringfügig verbessert werden können,

sondern sie richtet den Blick auf jene seelischen Folgen der Erkrankung, die das Leben des Erkrankten erheblich erschweren.
In der Selbsterhaltungstherapie finden sich ebenfalls unterschiedliche Aspekte anderer Ansätze wieder.
Ziel der Selbsterhaltungstherapie ist somit nicht Veränderung oder Korrektur von Verhalten, sondern der Erhalt des Selbst bzw. der persönlichen Identität.
Die Empfehlungen der Selbsterhaltungstherapie sind für die praktische Betreuung von Alzheimer-Kranken durchweg sinnvoll und angemessen.

2.6. Validation

Validation oder Validierung bedeutet Kräftigung bzw. Bestätigung der Sichtweise des Demenzkranken, ohne diese an der Wirklichkeit zu überprüfen oder gar zu korrigieren. Der Helfer versucht nicht, mit Hilfe seines besseren Wissens oder seiner genaueren Realitätssicht die Äußerungen des Demenzkranken zu korrigieren, sondern versucht dessen Thema, dessen Verhaltensweisen aufzunehmen und dadurch selbstverständlich zu machen bzw. dem Kranken den Eindruck von Normalität und damit Sicherheit zu vermitteln.

Der gefühlsmäßige Inhalt der Aussagen eines dementen Menschen ist demnach wichtiger als dessen Wahrheitsgehalt. Die Betreuer versuchen, den gefühlsmäßigen Inhalt einer Äußerung zu erfassen und diesen in für den Demenzkranken angemessener Weise wiederzugeben. Orientierungspunkt ist also dabei das vom Kranken gezeigte Gefühl (RICHARD, 1997).

Die Begründerin der Validation, Naomi FEIL (FEIL, 1992), erhob aus ihrem Validationsmodell den Anspruch, zur Bewältigung von in früheren Lebensphasen nicht gelösten Problemen beizutragen, ja sogar versäumte Entwicklungsschritte nachzuholen. Dieser Anschauung kann nach unserer Erfahrung nicht gefolgt werden; zum einen fehlen wissenschaftliche Nachweise für diese Vermutung, zum anderen stellt die extensive Praxis des Feilschen Modells eine erhebliche Überforderung des Demenzkranken dar, die gewöhnlich zu Scham und Vermeidungsverhalten führt.

Die sogenannte Integrative Validation (IVA) nach Nicole RICHARD versteht sich als gefühlsorientierte Kommunikationsform und Umgehens-

weise, nicht als Therapie im eigentlichen Sinn, verzichtet auf die teils fragwürdigen Methoden und Annahmen der Validation nach FEIL.
Die IVA konzentriert sich zur Eröffnung des Kontaktes darauf, die Gefühle des Demenzkranken wahrzunehmen, sie wertzuschätzen und ihnen Gültigkeit zuzusprechen. Dadurch werden Beziehung und Vertrauen zwischen Betreuer und Krankem geschaffen.

2.7. Reminiszenztherapie (Erinnerungspflege, Biographiearbeit)

Bei Demenzkranken kann das bewußte Aufgreifen, Auffrischen und die Beschäftigung mit Erinnerungen unter anderem die in der Tabelle 24 aufgeführten positiven Auswirkungen haben.

Tab. 24 **Mögliche positive Auswirkungen der Reminiszentherapie**
• Steigerung des Selbstwert- und Identitätsgefühls, • Erfolgserlebnisse über erhaltenes Wisssen und Erinnerungen, • angemesseneres Gesprächs- und Sozialverhalten, • Stimmungsaufhellung, • mehr realitätsgerechte Äußerungen, • Verbundenheit mit Gleichaltrigen, • Anregung und Aktivierung.

Die **Erinnerungspflege** (Biographiearbeit, Reminiszieren) befaßt sich vor allem mit persönlich wichtigen und damit gut verankerten, gut erinnerbaren Themen aus der Kindheit bis in das Erwachsenenalter. Themen können sein: Schulzeit, Streiche und Erlebnisse in der Kinderzeit, die erste große Liebe, Beginn der Berufstätigkeit, Familiengründung usw. Zur Unterstützung und Erinnerung können Gegenstände benutzt werden, wie z. B. ein alter Schulranzen und ähnliches. Fotos, vertraute Musikstücke, aber auch Lieblingsspeisen oder vertraute und gern durchgeführte Aktivitäten, wie z. B. tanzen. Als „Erinnerungsköder" können Erinnerungen wirken und damit zusammenhängende Erfahrungen wiederbeleben.
Wichtigste Grundvoraussetzung für Erinnerungspflege ist, den Kranken zuzuhören und Interesse an ihren Erlebnissen zu zeigen.

Bei der Durchführung in Gruppen wird versucht, die Äußerungen der einzelnen Gruppenmitglieder miteinander in Beziehung zu bringen und damit eine besondere Verbundenheit zu erzeugen.

2.8. Geborgenheitstherapie

Die Geborgenheitstherapie oder wörtlich aus dem Niederländischen übersetzt „Warme Sorge“ bezieht sich auf die Entwicklung des Beziehungsgeschehens zwischen Kleinkindern und ihren Eltern. Die beruhigende Anwesenheit von Vater oder Mutter versetzt das Kind in die Lage, die Welt um sich herum zu erkunden. Ist das Kind vielen oder neuen Umweltreizen ausgesetzt und sind diese vertrauten Personen nicht anwesend, kann es ängstlich reagieren. Erwachsene zeigen in Augenblicken großer Unsicherheit und Gefahr ebenfalls Angst, Rückzugsverhalten und suchen – ähnlich einem Kind – Sicherheit und Orientierung bei anderen Personen. Auch Demenzkranke suchen nach Bezugspersonen, wenn sie unsicher oder ängstlich sind. Ziel der Betreuung ist es daher, dem Kranken Sicherheit und Vertrauen zu vermitteln, z. B. durch ein Lächeln, direkten Körperkontakt, aber auch durch die konkrete Einrichtung und Gestaltung der Umgebung.

2.9. Erlebnisorientierte Pflege

Die erlebnisorientierte Pflege ist ein in Holland entwickeltes Konzept. Je nach Situation, Person und Krankheitsstadium setzt der Betreuende verschiedene Vorgehensweisen aufgrund seiner praktischen Erfahrung und Intuition ein. Diese feinsinnige Intuition muß schrittweise entwickelt und geschult werden. Intuition bedeutet nicht, daß nur versuchsweise auf die Reaktion Demenzkranker reagiert wird. Sie enthält auch gründliches Abwägen und Bewerten und kompetentes Einschätzen des Verhaltens und der Gefühle von Demenzkranken.

2.10. Snoezelen

Snoezelen ist ein niederländisches Wort und bedeutet soviel wie schnuppern, dösen oder schlummern. Snoezelen soll die Sinne stimulie-

ren und aktivieren. Dabei konzentriert man sich auf einzelne Sinneswahrnehmungen, wie das Tasten, Riechen, Schmecken. Snoezelen findet meist in speziell dafür hergerichteten Räumen statt, die eine freundliche und harmonische Atmosphäre vermitteln (Licht, Farben, Klangkulisse, Einrichtungsgegenstände, spezielle Tastobjekte, unterschiedliche Stoffe usw.).
Das Angebot soll so ausgelegt sein, daß es dem alten Menschen angenehme, lustvolle Sinneswahrnehmungen und besondere Erfahrungen ermöglicht, die ihm sonst im Alltag verschlossen bleiben. Dabei soll er selbst auswählen, welche Anregungen er als angenehm empfindet und mit welchen er sich näher beschäftigen will.

2.11. Körperbezogene Behandlungsverfahren

Bewegungstherapie und funktionale Verfahren der Körpertherapie (z. B. Atemtherapie, Entspannungsmethoden, Massageverfahren) sollen die Beziehung zwischen Körper und Seele verbessern. Sie fördern das Körpererleben, den Bezug zur eigenen Leiblichkeit („sich selbst im Körper spüren"), die Empfindungsfähigkeit, die Fähigkeit zur Mitteilung und das Entspannungsvermögen und eröffnen nicht selten einen therapeutischen Zugang zum Erkrankten. Der Behandlungsansatz über den Körper wirkt nicht nur mobilisierend und allgemein aktivierend, er verbessert auch den Zugang zu sprachlich eingeschränkten Patienten.

Bei der Aktivierung von dementen Patienten geht es zunächst nicht um eine Verbesserung der allgemeinen Beweglichkeit und der körperlichen Belastbarkeit. Berührung und Hautempfindungen sind vielmehr die Sprache, in der die Patienten oft weiterhin Botschaften empfangen können.

Wenn ein Demenzkranker Teile seines Körpers nicht mehr fühlt, sie vergessen hat, können sie mit Hilfe der direkten Körperverständigung, nämlich durch Körperkontakt, wieder in Erinnerung gebracht werden. Die dabei angebahnten körperlichen Lernprozesse können gezielt durch die **basale Stimulation** und den **T-Touch** (TELLINGTON) unterstützt werden. Dadurch wird der eigene Körper bewußter wahrgenommen und die Beweglichkeit möglicherweise verbessert.

Die **basale Stimulation** war zur Förderung geistig schwer behinderter Menschen entwickelt worden. Bei schwerer Ausprägung entspricht eine Demenz in vielen Teilen den Symptomen einer schweren geistigen Behinderung.

Basale Stimulation will den Mangel an Eigenerfahrung, Eigenbewegung und Auseinandersetzung mit der Umwelt ausgleichen. Sie bietet die Möglichkeit, auch Menschen mit extremen Einschränkungen eine neue Erfahrungswelt zu eröffnen. Im Zentrum dieser Erfahrungswelt steht der eigene Körper, das Ich. Der behinderte Mensch erlebt durch die körperliche Nähe die direkte Erfahrung mit der Umwelt, mit der Person, die ihn auch ohne Sprache versteht, zuverlässig versorgt und pflegt.

Die basale Stimulation orientiert sich an den physiologischen Entwicklungsstufen des Menschen. Die Grundlage sind das Vibrationsempfinden, der Gleichgewichtssinn und die Berührungssinne.

So kann als basale Stimulation die beruhigende Ganzkörperwäsche durchgeführt werden. Sie erfolgt bei Pflegebedürftigen, die sich „verloren" haben, d. h., die nicht mehr wissen, wo sich ihr Körper oder ihre Körperteile befinden. Ziel der Waschung ist es, die Unruhe oder das Gefühl der Uneinheitlichkeit des Körpers zu mindern, zu entspannen und das Gefühl der Einheitlichkeit oder Körperintegration wieder zu verbessern.

Die **T-Touch**-Technik ist aus der basalen Stimulation entwickelt und basiert auf folgendem Grundgedanken: durch bestimmte, gewohnte Bewegungsmuster werden immer die selben Gehirnzellen aktiviert; durch ungewohnte Bewegungsmuster können weitere Gehirnzellen geweckt werden und Anspannung und Schmerzen lösen. Der T-Touch ist gewöhnlich eine Kreisbewegung der Hand auf der Haut des Demenzkranken. Er wird im Uhrzeigersinn durchgeführt. Der Druck soll gleichmäßig, die Kreise möglichst rund und die Bewegungen fließend sein.

Je weniger die sprachliche Verständigung möglich ist, je weniger die Kranken zu eigenständigen Handlungen in der Lage sind und je mehr Koordinationsstörungen bei Handlungs- und Bewegungsabläufen auftreten, desto mehr gewinnen Körperkontakt und unterstützende Handlungen an Bedeutung.

Kinästhetik in der Pflege befaßt sich mit unterstützenden Bewegungsabläufen zwischen Pflegenden und pflegebedürftigen Menschen.
Auf der Grundlage allgemeiner Gesetzmäßigkeiten von Bewegungsabläufen aufgrund des menschlichen Körperbaus und der Wirkung der Schwerkraft werden wirksame Unterstützungmöglichkeiten abgeleitet.
Darüberhinaus geht die Kinästhetik davon aus, daß jeder Mensch individuelle Bewegungsmuster besitzt, die fest in ihm verankert sind („Bewegungsgedächtnis"). Wird z. B. versucht, einem Demenzkranken einen Pullover in einer für ihn ungewohnten Weise anzuziehen, wird er damit große Schwierigkeiten haben. Fügt man sich jedoch bei der Unterstützung behutsam in sein individuelles Bewegungsmuster ein, kann es sein, daß der Kranke den Bewegungsablauf selbständig fortsetzt. Das individuell gespeicherte Bewegungs-Programm „Pullover – Anziehen" wurde sozusagen durch diese Unterstützung aktiviert.
Weiterhin befaßt sich die Kinästhetik mit der emotionalen Wirkung von unterstützenden Handlungen: Welche Hebe-, Greif-, Bewegungs- oder Haltetechniken lösen beim Kranken ein Gefühl der Sicherheit und des Vertrauens aus? Wodurch werden bei ihm weitestmögliche Eigenaktivitäten angeregt? Durch welche Haltetechniken fühlt er sich partnerschaftlich unterstützt und nicht fremdbestimmt?
Schließlich wurden in der Kinästhetik bestimmte Übungen entwickelt, z. B. durch Entlangstreichen an Körperteilen, die die Körperwahrnehmung und Orientierung verbessern sollen. Demenzkranke können dadurch, etwa vor dem Aufstehen, ein besseres Gefühl für ihre Bewegungsfähigkeit und Körperkoordination erhalten.

2.12. Andere „nicht-medikamentöse" Behandlungsverfahren

Auch **Beschäftigungs-** bzw. **Ergotherapie, Musiktherapie, Tanztherapie** werden bei der Betreuung und Behandlung von Demenzkranken eingesetzt. Ziel dieser Therapieformen ist es, vertraute Tätigkeiten zu fördern und damit auch neue Ausdrucksmöglichkeiten zu schaffen. Dabei ist immer darauf zu achten, daß der Kranke durch die Aktivitäten nicht überfordert wird. Es geht um die Bekräftigung vorhandener und um die Wiederbelebung bereits vergessener Fähigkeiten, nicht um den Erwerb neuer Fähigkeiten und Techniken.

Musik als zusätzliche, sprachunabhängige Kommunikationsebene bleibt allen Menschen fast bis zum letzten Krankheitsstadium zugänglich. Musik regt Gefühle an, hat ordnende Eigenschaften, löst Erinnerungen aus und fördert Gemeinschaft und Kreativität.
Auch die Tanztherapie fördert das Gruppengefühl und erlaubt den Gruppenmitgliedern, Beziehung aufzunehmen.

Die **Logopädie** ist ein Verfahren zur Verbesserung bzw. zum Erhalt der Sprech- und Sprachfähigkeit. Im Zentrum steht jedoch nicht die korrekte Aussprache (Artikulation), sondern die Förderung der sprachlichen Verständigung in entspannter, zulassender oder auch spielerischer Weise.

VI. Neue Wege in der Betreuung Demenzkranker

1. Integration der Kranken in der stationären Betreuung und Pflege

Eine positive, auf Integration gerichtete Grundhaltung und Wissen über die Krankheit sind in der alltäglichen Begegnung mit Kranken hilfreich und notwendig. In der Öffentlichkeit werden wir immer häufiger demenzkranke Menschen treffen, die beim Einkaufen nicht mit dem Geld zurechtkommen, beim Busfahren die Station, an der sie aussteigen wollen, nicht erkennen oder einfach suchend umherirren. Oft genügt schon ein kleiner Hinweis, eine freundliche Geste oder geduldige, manchmal auch liebevolle Zuwendung, damit der Betreffende wieder besser zurechtkommt. Wenn Passanten auf der Straße, Polizisten, Nachbarn, Bekannte und Verwandte mehr auf Demenzkranke eingestellt und vorbereitet sind, ist es auch den Kranken länger möglich, ein eigenständiges Leben zu führen. Leider ist für manchen Demenzkranken die Polizei der einzige Ansprechpartner, an den er sich in einer persönlichen Notlage wenden kann.

Eine andere Frage ist das Zusammenleben Demenzkranker und geistig rüstiger Bewohner in Pflegeeinrichtungen. Wird z. B. ein geistig rüstiger Mensch, der in einem Alten- und Pflegeheim lebt, zunehmend desorientiert und verwirrt, dann wird man selbstverständlich versuchen, ihn möglichst lange in seinem vertrauten Umfeld, dem Zimmer und dem Wohnbereich, in dem er lebt, zu belassen. Denn dort kennt er sich aus und ist mit anderen vertraut. Dies gilt besonders, wenn der demenzkranke Bewohner tragfähige Beziehungen zu anderen Bewohnern entwickelt hatte.
Manche Demenzkranke, die sich eher freundlich-zurückhaltend oder hilfesuchend verhalten, wecken manchmal sogar Fürsorgeverhalten bei anderen Bewohnern und aktivieren diese in positiver Weise. Allerdings kann gutgemeinte Hilfe oder Überfürsorglichkeit für Demenzkranke

auch beschämend, kränkend und störend sein. Auch ein durchaus normales soziales Milieu kann zu Überforderungssituationen für Demenzkranke führen.
Das Zusammenleben mobiler, d.h., gang- und bewegungssicherer Demenzkranker in einer stationären Einrichtung mit Nichtdemenzkranken hängt vor allem von zwei Faktoren ab:

a) dem Ausmaß der Verhaltensbesonderheiten der Kranken,
b) dem Anteil der schwer verwirrten Bewohner in dem Wohn- und Pflegebereich.

Folgende Verhaltensweisen schwer verwirrter Menschen sind für Nicht- oder auch Leichtdemenzkranke im direkten Zusammenleben besonders belastend: zu Tages- und Nachtzeiten in die Zimmer anderer Bewohner gehen; fremde Gegenstände aus anderen Zimmern mitnehmen; ständig laut sprechen oder unruhig hin und her laufen; schreien; im Kontakt zu anderen Bewohnern aufdringlich, distanzlos oder gar enthemmt oder aggressiv sein; Verlust oder Nichteinhalten einfacher Tischsitten.

Höchstens jeder zehnte Bewohner in einem Wohn- und Pflegebereich sollte schwer verwirrt sein, wenn ein nicht überforderndes Zusammenleben aufrechterhalten werden soll.

In der Praxis muß heute häufig davon ausgegangen werden, daß wesentlich mehr schwerst verwirrte Menschen in einer Pflegeeinrichtung leben. Wissenschaftliche Untersuchungen haben gezeigt, daß auch bei gutem Willen und Bemühen aller Beteiligten – Bewohner wie Helfer bzw. Betreuende – sowohl für geistig rüstige Bewohner als auch für schwer verwirrte Menschen schwerste seelische Belastungen entstehen, wenn etwa gleich große Gruppen verwirrter und nichtverwirrter Personen auf nahem Raum zusammenleben. Ältere Menschen, die selbst körperlich und seelisch vermindert belastbar sind, können sich nicht Tag und Nacht auf schwer verwirrte Menschen einstellen. Die Demenzkranken andererseits fühlen sich abgelehnt, ausgegrenzt und empfinden den Unmut, der ihnen entgegengebracht wird, meist sehr deutlich. Auch leicht Demenzkranke leiden häufig unter denselben Belastungen, wie sie Nichtbetroffene in diesen Situationen empfinden.

Noch ein weiterer Grund spricht gegen eine unbedachte Integration

bzw. Durchmischung unterschiedlicher Gruppen in stationären Pflegeeinrichtungen. Die Bedürfnisse und strukturellen Notwendigkeiten bei der Pflege mobiler Demenzkranker einerseits und körperlich schwerpflegebedürftiger Menschen andererseits unterscheiden sich zum Teil erheblich.
Demenzkranke brauchen größtmögliche Flexibilität bei Pflege- und bei Betreuungsaktivitäten mit einem hohen Maß an emotionaler und seelischer Bereitschaft der Pflegenden, sich auf ihre Gefühlswelt, ihre Verhaltensweisen und ihre eingeschränkten geistigen und kommunikativen Möglichkeiten einzulassen. Bei Schwerpflegebedürftigen spielen demgegenüber die Funktionalität und der flüssige Ablauf von Pflege- und Behandlungsmaßnahmen eine wesentliche Rolle.
Der Anteil Demenzkranker in Pflegeeinrichtungen wird in den nächsten Jahren weiter zunehmen. Bereits heute sind 50-80% der Bewohner in stationären Pflegeeinrichtungen leicht bis schwer gerontopsychiatrisch erkrankt. Kommen diese Menschen ansonsten körperlich gesund ins Pflegeheim, leben sie oft noch viele Jahre in der Einrichtung. Zu gerontopsychiatrischen Krankheitsbildern werden vor allem Demenzerkrankungen und Depressionen im Alter gezählt. Die zweite große Bewohnergruppe sind Menschen, die bereits schwerstpflegebedürftig in die Einrichtungen aufgenommen werden. Sie werden oft nur Wochen oder Monate bis zu ihrem Tod gepflegt.

Aufgrund dieser Entwicklungen versuchen Pflegeeinrichtungen zunehmend, ihre Angebote spezifischer auf die unterschiedlichen Bewohnergruppen abzustimmen. Durchdachte Konzepte zur stationären Betreuung versuchen, Kontakte zwischen schwer verwirrten und nicht oder nur leicht verwirrten Bewohnern gezielt zu steuern, d.h., zu große räumliche Nähe zu vermeiden, jedoch zu bestimmten Anlässen oder Gelegenheiten zu fördern. Um unterschiedliche Pflegekonzepte umzusetzen und Mitarbeitern mit unterschiedlichen Neigungen, Interessen und Fähigkeiten gerecht zu werden, ist eine Differenzierung in verschiedene Wohn- und Pflegebereiche mit einer durchdachten Pflegeplanung erforderlich. Dies ist nicht mit einer Ghettoisierung zu verwechseln, bei der ungeliebte Bewohner einfach abgeschoben und womöglich schlechter versorgt werden, sondern hat zur Folge, daß die Aufmerksamkeit und Beachtung für diese Bewohner erhöht wird und die Mitarbeiter sich besser auf diese einstellen.

1.1. Neue Entwicklungen

Stationäre Einrichtungen bemühen sich zunehmend, spezielle Angebote am Tag oder in besonderen Wohn- und Pflegebereichen für Demenzkranke zu verwirklichen.
Man bemüht sich dabei, das räumliche Milieu im Rahmen des Möglichen für die Demenzkranken wohnlich, familiär und überschaubar zu gestalten. Die Räume sollen eine vertraute Wohnatmosphäre und nicht die eines Krankenhauses vermitteln. Außerdem sollten die Räume möglichst „selbsterklärend" sein, d. h., bereits durch die Gestaltung und die unmittelbare wahrnehmbare Wirkung soll etwas über die Funktion vermittelt werden. Ein Ruheraum sollte Gemütlichkeit ausstrahlen, und in einem öffentlichen Bereich sollte dafür kein Wohnzimmerteppich liegen.

Aufgrund neuerer Erkenntnisse konnte vieles über Wahrnehmungsfähigkeiten und -grenzen erfahren werden. So weiß man z. B., daß Demenzkranke häufig Schwierigkeiten mit dem räumlichen Sehen haben. Blumenmuster auf Polster werden beispielsweise für echte Blumen gehalten oder Farbwechsel im Bodenbelag werden als Hindernisse wahrgenommen. Leider sind in dieser Hinsicht auch viele der neueren Pflegeeinrichtungen noch viel zuwenig durchdacht und für Demenzkranke unwohnlich.

Bestimmte Wandfarben in Räumen wirken eher beruhigend, während andere eher Unruhe hervorrufen. Angenehme Düfte und passende Musik im Hintergrund können sich positiv auf die Stimmung auswirken. Demenzkranken fällt es schwer, bestimmte Wahrnehmungsreize aus anderen herauszufiltern bzw. sich auf etwas Bestimmtes zu konzentrieren, wenn andere Dinge ablenken können. Deshalb sollte beispielsweise eine hohe Geräuschkulisse in Pflegeeinrichtungen vermieden werden oder das Essen nicht auf allzu bunten oder gemusterten Tischdecken serviert werden.

Die Raumtemperatur sollte im Mittelbereich (ca. 21 Grad) liegen. Die Ausleuchtung der Räume sollte gut sein (empfohlen werden 500 Lux auf Augenhöhe). Dunkle Ecken oder starke Schattenbildungen sollten vermieden werden (Gefahr von Verkennungen). Ein leichter Wechsel von Hell- und Dunkelzonen, beispielsweise durch Deckenstrahler, vermittelt Wohnlichkeit. Leicht gelbliches statt grell weißes Licht läßt die Haut natürlich und rosiger aussehen und ist weniger steril.

Zu niedrige Raumtemperaturen, unangenehme Gerüche und eine hohe Geräuschkulisse fördern Aggressivität.

Einige Pflegeeinrichtungen haben bereits Räume zur Anregung der sinnlichen Wahrnehmung eingerichtet („Snoezelen"). Es können dort Gegenstände mit unterschiedlicher Struktur angefaßt werden, es gibt Bilder zum Anschauen oder Gegenstände, die Geräusche erzeugen, die duften und mit denen man gefahrlos hantieren kann. Fehlen die Möglichkeiten hierzu, können auch Wandtafeln aufgehängt werden, an denen unterschiedliche Gegenstände, z. B. Stoffreste oder Holzteile befestigt sind. Demenzkranke bleiben davor stehen und beschäftigen sich damit. Dies kann sich positiv auf die Bewegungsunruhe auswirken. Manche Einrichtungen richten spezielle Regale im Aufenthaltsbereich ein, in denen Demenzkranke umräumen oder aufräumen können.
Für Demenzkranke haben Dinge, die in ihr Blickfeld geraten, häufig einen unmittelbaren Aufforderungscharakter, etwas zu tun. Da sie weniger planvoll von innen heraus handeln, werden sie von Außenreizen stärker animiert. Ein Glas mit einem Getränk oder eine Vase werden deshalb möglicherweise einfach ausgetrunken, weil sie dastehen; ein Schrank geöffnet oder Schuhe, die herumstehen, angezogen. Ausgangstüren sollten aus diesem Grund eher unkenntlich gemacht werden, denn eine weithin sichtbare große Tür animiert unmittelbar dazu, sie zu öffnen und hinauszugehen. Auf diese Weise können manche Probleme mit bewegungsaktiven Kranken erheblich vermindert werden. Gemeinschaftsaktivitäten haben oft einen animierenden Charakter. Werden sie in einem gut einsehbaren Bereich durchgeführt, nehmen die Kranken unter Umständen spontan daran teil, während sie sich weigern, wenn sie zu einer bestimmten Aktivität abgeholt werden sollen.

Neue Pflegeeinrichtungen, die sich auf Demenzkranke spezialisieren, bemühen sich bereits in der baulichen Umsetzung neuere Erkenntnisse zu nutzen. So werden beispielsweise überschaubare Wohnbereiche mit eher kleinen Bewohnerzimmern geplant. Sie sind auf größere Gemeinschaftswohnbereiche hin orientiert, die genügend Raum für Bewegung und andere Aktivitäten bieten. Klare Farbkontraste zwischen Wänden und Boden erleichtern die Raumwahrnehmung.

Ein beschützter (nach außen geschlossener) Garten oder Innenhof ermöglicht Demenzkranken, sich ohne Begleitung im Freien zu bewegen. Für Pflegemitarbeiter kann dies eine erhebliche Entlastung sein, für Kranke ein erheblicher Gewinn an Lebensqualität. Die Konzeption solcher Gartenbereiche muß durchdacht sein und sollte spezielle Erfahrungen zur Gestaltung berücksichtigen, beispielsweise nur ungiftige Pflanzen oder Beete auf Greifhöhe enthalten. Ein solcher Garten kann zum Erlebnisgarten gestaltet werden und doch relativ wenig Pflege benötigen.

Die Pflegekonzepte auf sogenannten **Demenzstationen** versuchen, möglichst viel Flexibilität zuzulassen. So können die Bewohner bis 23.00 Uhr aufbleiben, wenn sie es möchten, oder auch das Frühstück erst um 10.00 Uhr zu sich nehmen. Die Zahl der Mitarbeiter, die sich intensiver um einen bestimmten Demenzkranken kümmern, wird möglichst gering gehalten, damit mehr Beziehungskonstanz möglich ist.

In sogenannten **Tagesgruppen**, die manche Pflegeheime für Verwirrte einrichten, werden Demenzkranke, die aus verschiedenen gemischten Pflegestationen kommen, bis zu acht Stunden am Tag gemeinsam betreut.
In Modellprojekten wird bereits versucht, Angehörige gezielt in den Alltag der Pflegewohngruppen mit einzubeziehen. Kleine Appartments in der Einrichtung soll Angehörigen auch ein unabhängiges Wohnen in der Nähe des Kranken ermöglichen. Außerdem wird in einigen Neubauprojekten in Deutschland versucht, neueste Erkenntnisse zur baulichen Gestaltung und Innenraumgestaltung umzusetzen.

Kurzzeitpflegeangebote sind eine wichtige Entlastungshilfe für Familien mit Demenzkranken. Sie sollten jedoch nicht nur einen Aufenthalt über mehrere Wochen, sondern z. B. auch über ein Wochenende ermöglichen. Es gibt Einrichtungen, die Kurzzeitpflege sogar tageweise anbieten. Für Kurzzeitpflege gibt es Zuschüsse der Pflegeversicherung im

Rahmen der Leistungen für Kurzzeitpflege wie auch für Verhinderungspflege (derzeit insgesamt 5.600 Mark im Jahr in jeder Pflegestufe).

Vereinzelt gibt es auch **Urlaubsangebote** für Angehörige gemeinsam mit Pflegebedürftigen. Teilweise handelt es sich um ein Kurzzeitpflegeangebot mit der Möglichkeit, als Angehöriger mit im Zimmer zu übernachten und an den Mahlzeiten teilzunehmen. Teilweise werden auch in benachbarten Gebäudeteilen Zimmer oder Appartments angeboten, in denen der Angehörige allein oder gemeinsam mit dem Kranken wohnen und übernachten kann. Die Hilfe durch Pflegemitarbeiter kann dann nach Bedarf in Anspruch genommen werden.
Leider haben unterschiedliche Entwicklungen und Einsparungsbemühungen in Deutschland zu einem zunehmenden Personalabbau in stationären Pflegeeinrichtungen geführt. Auf der anderen Seite wird der Anteil betreuungsintensiver Bewohner immer höher. Vorhandene geeignete Betreuungskonzepte können deshalb teilweise nicht umgesetzt werden.

2. Kliniken

Im Zusammenhang mit der Diagnose und Behandlung von Demenzerkrankungen können heute verschiedene spezielle Einrichtungen aufgesucht werden. Zum Beispiel gibt es **Gerontopsychiatrische Tageskliniken, gerontopsychiatrische Stationen** in Psychiatrischen Krankenhäusern, auch manche **geriatrische Schwerpunkte** in Allgemeinkrankenhäusern und spezielle Schwerpunkte in Universitätskliniken. Sogenannte **Memorykliniken**, die unter anderem **Gedächtnissprechstunden** anbieten, können bereits bei einem ersten Verdacht auf Gedächtnis- und Konzentrationsstörungen eine gezielte Diagnostik, Beratung und Therapie anbieten. Leider sind all diese Angebote bisher nur vereinzelt im Bundesgebiet anzutreffen.

Ebenfalls vereinzelt bestehen **Gerontopsychiatrische Zentren**, die an Psychiatrische Kliniken angeschlossen sind. Sie verknüpfen Krankenhaus, Tagesklinik, Heime und beratende und unterstützende Funktionen in der ambulanten Betreuung durch ein multiprofessionelles Team aus Arzt, Sozialarbeiter, Psychologe und Pflegekräften. Die Mitarbeiter suchen auch Kranke und Angehörige zu Hause auf und begleiten sie. Außerdem beraten sie konsiliarisch auch Pflegeheime. Einige Kliniken besitzen lediglich solche spezielle **gerontopsychiatrische Ambulanzen**.

In Bayern wurde in einer Rehabilitationsklinik auch ein spezielles **Therapiezentrum für Alzheimer-Kranke und ihre Angehörigen** aufgebaut. Demenzkranke im frühen bis mittleren Krankheitsstadium können dort gemeinsam mit einem Angehörigen, z. B. dem Ehepartner, aufgenommen werden. Der mehrwöchige Aufenthalt hilft zum einen den Angehörigen, nämlich zu lernen, sich auf die Krankheit einzustellen. Zum anderen werden die Kranken medizinisch und therapeutisch nach dem Konzept der *Selbsterhaltungstherapie* betreut, und die Angehörigen erhalten spezielle Anregungen und Hilfen, wie sie mit ihrem kranken Partner umgehen können.

3. Teilstationäre Betreuung und Pflege (Tagespflege)

In Tagespflegeeinrichtungen bestehen ähnliche Schwierigkeiten, eine genügende Zahl von Mitarbeitern mit ausreichenden Erfahrungen zu finanzieren wie in Pflegeheimen. Demenzkranke, die sehr bewegungsunruhig oder betreuungsintensiv sind, können deshalb oft nicht aufgenommen werden.

Vorbildlich ist das als Bundesmodell geförderte **Alzheimer-Tageszentrum in Wetzlar**. Dort konnte gegenüber üblichen Einrichtungen eine um 40 % bessere Personalsituation verwirklicht werden. Es werden ausschließlich schwerverwirrte Menschen betreut.
Das Tageszentrum hat einen kleinen beschützten Erlebnisgarten und ist liebevoll wohnlich eingerichtet. Gekocht wird für maximal 12 Tagesgäste und einige Mitarbeiter in eigener Regie. Eine engagierte Hausfrau übernimmt die Küche im Rahmen eines Nebenverdienstes. Die Tagespflegegäste sind dadurch in die Essensvorbereitung mit einbezogen, sie riechen, schmecken und können probieren, was gekocht wird. Bei einfachen Tätigkeiten, wie Gemüseschneiden, helfen sie, soweit sie es können und wollen, mit.
Dem Fahrdienst kommt eine wichtige Bedeutung zu. Der Fahrer muß vertrauensvoll auf die Kranken eingehen können und sie kennen. Ein häufiger Wechsel von Fahrern ist problematisch. In Wetzlar wurden

gute Erfahrungen mit einem Vorruheständler gemacht, der sich ganz dieser Aufgabe widmet.
Größere Tagespflegeeinrichtungen, die Gäste mit unterschiedlichen Krankheiten und Behinderungen betreuen, bilden zum Teil Untergruppen für bestimmte Aktivitäten an. Demenzkranke können so je nach ihrem Fähigkeitsstand und ihren Interessen in verschiedenen Gruppen angemessen betreut werden.

Neben der Tagespflege gibt es mittlerweile auch vereinzelt **Nachtpflegeangebote**, die sich bisher jedoch kaum durchsetzen konnten.

4. Ambulante Betreuung und Pflege

4.1. Betreuungsgruppen

Eine Neuheit im ambulanten Bereich sind sogenannte Betreuungsgruppen. Diese ermöglichen Demenzkranken soziale Kontakte und Anregungen in einem nicht überfordernden Rahmen. Sie sind bisher vor allem in Baden-Württemberg zu finden, wo sie finanziell gefördert werden. In Betreuungsgruppen werden Kranke, die überwiegend zu Hause bei ihren Angehörigen leben, an ein bis zwei Nachmittagen in der Woche betreut. Das Angebot findet wohnortnah, z. B. in den Räumen eines Gemeindezentrums, statt. Die Betreuung wird von ehrenamtlichen Mitarbeitern und einer Fachkraft geleistet. Durch die ehrenamtliche Mithilfe kann ein Verhältnis zwischen Betreuenden und Kranken von fast 1:1, mindestens aber 1:2 ermöglicht werden. Dadurch können auch sehr unruhige und betreuungsintensive Kranke aufgenommen werden.

Die Nachmittage beginnen immer mit einer Kaffeerunde. Anschließend wird mit Musikbegleitung eine leichte Sitzgymnastik im offenen Stuhlkreis durchgeführt. Danach werfen sich Betreuer und Kranke leichte Bälle (Softbälle) zu mit der Aufgabe, Wörter zu einem bestimmten Thema zu finden (Vornamen, Blumen usw.). Danach werden zur Abwechslung meist Aktivitäten mit einzelnen Kranken je nach Interessen und Fähigkeiten oder ruhigere manuelle Beschäftigungen in der Gruppe (z. B. Malen) durchgeführt. Zum Abschluß werden meist gemeinsam einige vertraute Lieder mit Liederbüchern in Großdruck gesungen.

In der Betreuungsgruppe haben die gemeinschaftliche Atmosphäre und das unbeschwerte Miteinander eine wichtige Bedeutung. Jeder, ob krank oder nicht krank, fühlt sich als Teil der Gruppe. Die Kranken werden zum Mitmachen animiert, es wird aber kein Druck ausgeübt. Sie können genausogut einfach zuschauen, umherlaufen oder sich mit etwas anderem beschäftigen.
Angehörige können teilnehmen, um Anregungen aufzunehmen oder die Gemeinschaft zu erleben, oder das Angebot nutzen, um in der Zeit anderes zu tun.
Als Platzangebot genügt ein großer Raum (40 m^2), eine möglichst abgetrennte Kochnische oder auch nur eine Kaffeemaschine und eine gut zugängliche Toilette. Im großen Raum sollten einige Tische vorhanden sein, die man zu einer Kaffeetafel zusammenstellen kann, und genügend bequeme Stühle. Ein Kassettenrecorder, Schaumstoffbälle, ein großer Gymnastikball und Kaffeegeschirr können als Grundausstattung genügen.

4.2. Häusliche Betreuung und Pflege durch Dienste

Modellhaft sind vor allem Ansätze, wie sie z. B. von **gerontopsychiatrischen Zentren** und Ambulanzen ausgehen. Dort sind Mitarbeiter, die Demenzkranke im häuslichen Umfeld betreuen, in ein multiprofessionelles Team mit Pflegekräften, Sozialarbeitern, Ärzten, teilweise auch Psychologen und anderen Berufsgruppen einbezogen.

Wie sich eine Demenzerkrankung für einen betroffenen Menschen und in seinem Umfeld auswirkt, hängt in hohem Maße sowohl von körperlichen, seelischen als auch sozialen Faktoren ab. Es ergeben sich immer vielfältige Zusammenhänge zwischen diesen Faktoren mit unterschiedlichsten Wechselwirkungen. Um diese Zusammenhänge zu erkennen und angemessen darauf eingehen zu können, sind spezielle gerontopsychiatrische Kompetenzen aus unterschiedlichen Berufsgruppen notwendig. Nur in der direkten Zusammenarbeit dieser Berufsgruppen ist es möglich, die unterschiedlichen Sichtweisen und Erkentnisse sinnvoll miteinander zu verknüpfen, damit den Kranken und seine Erkrankung besser zu verstehen und somit auch geeignete Wege zu seiner

Unterstützung zu finden. Es ist dringend erforderlich, solche Dienste flächendeckend einzurichten.

Qualifizierte Pflegedienste, die besonders für Demenzkranke geeignet sind, versuchen, eine **ganzheitliche Pflege** mit geeigneten und geschulten Mitarbeitern anzubieten. Sie versuchen, möglichst wenig Mitarbeiter für unterschiedliche Aufgaben bei einem Kranken einzusetzen.

5. Psychosoziale Hilfen

Psychosoziale Unterstützung in sinnvoller Form bieten **gerontopsychiatrische Dienste** an. Die Mitarbeiter aus Sozial- und Pflegeberufen beraten und unterstützen Kranke und ihre Angehörigen und andere Betreuende im Alltag. Ähnliche Aufgaben werden in Teilen auch von anderen Beratungsstellen übernommen, so von Sozialberatungsstellen und Beratungsstellen für ältere Menschen bei Städten, Landkreisen oder Wohlfahrtsverbänden.

Alzheimer-Beratungsstellen beraten spezifisch und umfassend zu Fragen in Zusammenhang mit Demenzerkrankungen.

Angehörigengruppen und Alzheimer-Gesellschaften fördern vor allem die Selbsthilfe und den Austausch betroffener Angehöriger, setzen sich auf politischer Ebene ein, entwickeln neue Betreuungsformen und arbeiten gezielt mit Diensten und anderen Einrichtungen zusammen, die an der Versorgung beteiligt sind.

6. Ergänzende Hilfen und Projekte

Ergänzende Hilfen werden derzeit an einigen Orten durch **familienentlastende Dienste für Demenzkranke** und **Helferkreise für alleinlebende verwirrte und psychisch veränderte ältere Menschen** aufgebaut.
Menschen, die an einer freiwilligen Tätigkeit interessiert sind, werden angeworben und erhalten eine eingehende Fortbildung (bis 60 Stunden) zur Vorbereitung auf die unterstützende Tätigkeit. Im Anschluß daran werden sie weiterhin fachlich begleitet und unterstützt.

Die familienentlastenden Dienste (Helferkreise für Familien) übernehmen stundenweise Betreuungen Demenzkranker.
Die Helferkreise für alleinlebende demenzkranke und psychisch veränderte ältere Menschen setzen ihren Schwerpunkt auf Kommunikation, psychosoziale Unterstützung und gemeinsame Aktivitäten, wie z. B. Cafébesuch oder Spaziergang. Hauswirtschaftliche und in Einzelfällen pflegerische Unterstützung sind manchmal mit eingeschlossen. In anderen Projekten werden für diese Aufgaben grundsätzlich Pflegedienste eingeschaltet oder sind bereits tätig.
Unter anderem werden Praktikanten einer Fachhochschule für Sozialwesen für die Aufgaben gewonnen, anderswo bemüht man sich, durch ein gutes Angebot für Fortbildung und Begleitung freiwillige Helferinnen aus der Bevölkerung zu gewinnen.

An einigen Orten gibt es mittlerweile auch ein besonderes **Tanz- und Unterhaltungsangebot** für Demenzkranke und ihre Angehörigen. Da die Fähigkeit, sich durch Tanzschritte zu bewegen und Musik und Rhythmus aufzunehmen, oft sehr gut erhalten ist, kann ein solches „Tanzcafé" Gemeinschaft, Aktivität und entspannte Unterhaltung verbinden.
Durch dieses Angebot können auch die Einschränkungen Kranker und Angehöriger, an gesellschaftlichen Aktivitäten teilzunehmen, etwas ausgeglichen werden.

7. Zusammenfassung

Es ist zu hoffen, daß sich die hier dargestellten Entwicklungen weiter fortsetzen und verbreiten können. Dazu müssen geeignete Rahmenbedingungen geschaffen werden. Unterschiedliche Regelungen und Gesetze wirken sich zur Zeit eher erschwerend und behindernd auf die Weiterentwicklungen aus (z. B. Heimgesetz, Pflegeversicherungsgesetz, Krankenversicherung).

VII. Finanzielle und rechtliche Fragen

1. Leistungen der Pflegeversicherung und andere finanzielle Hilfen

Die **Pflegeversicherung** ist wie die Rentenversicherung eine Sozialversicherung. Das heißt, die Versicherungsleistungen sind keine mildtätige Unterstützung für Bedürftige, sondern aufgrund der Beitragszahlungen jedes Versicherten ein Anspruch wie die Rente.

Um Leistungen der Pflegeversicherung zu erhalten, muß zunächst die Pflegestufe festgestellt werden. Diese hängt von dem durchschnittlichen täglichen „Pflegebedarf" eines Menschen ab. Für die Pflegestufe 1 muß ein Pflegebedarf von über 45 Minuten täglich gegeben sein und für die Pflegestufe 3 mindestens vier Stunden.

Leider wird beim **Pflegebedarf** zuwenig die psychische Betreuung berücksichtigt, wie sie gerade für Demenzkranke erforderlich ist. Änderungen in dieser Hinsicht sind zwar geplant, jedoch nicht umgesetzt.

Derzeit wird als Pflegebedarf anerkannt, wenn ein Demenzkranker etwa bei der täglichen Körperpflege und dem An- und Ausziehen eine „Anleitung" oder „Beaufsichtigung" während der ganzen Zeit der Verrichtung braucht (dies ist der Fall, wenn gelegentlich die Reihenfolge der Kleidungsstücke beim Anziehen verwechselt wird, die Verrichtung zwischendurch einfach abgebrochen wird oder ein Teil der Verrichtung, wie das Zähneputzen, einfach vergessen wird). Ist dies der Fall, ist in der Regel die Pflegestufe 1 gegeben. Es reicht nicht aus, wenn nur jeweils Aufforderungen zu den Verrichtungen gegeben werden müssen und der Kranke sie dann selbständig ausführen kann.

Die wichtigsten Verrichtungen, bei denen eine Anleitung, Aufsicht oder natürlich auch konkrete Unterstützung als Pflegebedarf anerkannt wird, sind:

- Körperpflege (Waschen, Baden, Duschen, Mundpflege, Zahnpflege, Kämmen und Rasieren),
- An- und Ausziehen,
- Ausscheidung (Stuhlgang und Wasserlassen),
- Nahrungsaufnahme (der Essensvorgang, nicht die Zubereitung),
- Aufstehen und Zubettgehen.

Es ist ratsam, sich vor dem Besuch des Gutachters des Medizinischen Dienstes der Krankenkassen (MDK) eingehend mit dem Thema zu befassen und eventuell über einige Tage zuvor ein sogenanntes **„Pflegetagebuch"** zu führen, in das der Zeitbedarf bei den Verrichtungen jeweils am Tag eingetragen wird.
Bei Alzheimer-Gesellschaften und Beratungsstellen sind hierzu informative Broschüren und Unterlagen zu erhalten.

Demenzkranke und ihre Familienangehörigen haben je nach Krankheitsstadium oder Lebenssituation auch Anspruch auf andere finanzielle Leistungen und Vergünstigungen, so z.B. auf **steuerliche Erleichterungen,** einen **Schwerbehindertenausweis** für den Demenzkranken mit entsprechenden Vergünstigungen etwa bei Fahrten mit öffentlichen Verkehrsmitteln, oder, wenn das eigene Vermögen zur Neige geht, auf die Leistungen der **„Hilfe zur Pflege"** im Rahmen der Sozialhilferegelungen. In Zusammenhang mit kostenaufwendigen Pflegeheimaufenthalten, aber auch in der häuslichen Versorgung, ist oft zu wenig bekannt, daß die Kinder Demenzkranker nur sehr eingeschränkt Unterhaltszahlungen übernehmen müssen. Ebenso muß das gemeinsame Haus eines Ehepaars, solange ein Partner dort lebt, nicht verkauft werden, wenn das Geld für den Pflegeheimaufenthalt des Partners nicht ausreicht. Das Sozialamt übernimmt in diesen Fällen meist die ungedeckten Kosten. Allerdings werden gegebenenfalls Rückforderungen an die Erben gestellt.

Krankenversicherungsleistungen beziehen sich vor allem auf ärztlich angeordnete Behandlungmaßnahmen. Dazu gehören Medikamentenverordnungen, die Überwachung der Medikamenteneinnahme durch den täglichen Besuch einer Pflegekraft (1-2 mal täglich), Behandlungspflege (z.B. regelmäßige Wundversorgung), aber auch Inkontinenz-

hilfsmittel (u.a. saugende Einlagen zur Aufnahme von Urin) oder ergotherapeutische Behandlungen (Übungen zur Beweglichkeit, Körperkoordination und Durchführung von Alltagshandlungen). Die Verordnung von Hilfsmitteln wie Inkontinenzeinlagen belastet das Budget eines Arztes im Gegensatz etwa zur Medikamentenverordnung nicht.
Informative Broschüren auch zu diesen Fragen gibt es für geringe Unkostenbeiträge bei Alzheimer-Gesellschaften und Beratungsstellen.

2. Rechtliche Fragen

Durch eine Demenzerkankung können unterschiedliche rechtliche Fragen auftreten, in Zusammenhang mit

- dem Autofahren,
- der Haftung bei Schäden,
- der Geschäftsfähigkeit,
- der rechtlichen Vertretung (Vermögens- und Rentenangelegenheiten, Aufenthaltsbestimmung, Gesundheitsfürsorge usw.),
- freiheitentziehenden Maßnahmen.

Rechtsgeschäfte wie unüberlegte Einkäufe können bei einer diagnostizierten Hirnleistungsstörung in aller Regel rückgängig gemacht werden, wenn von einer Beeinträchtigung der freien Willensentscheidung oder fehlenden Einsichtsfähigkeit durch die Erkrankung auszugehen ist. Notfalls kann ein ärztliches Attest zur **Geschäftsfähigkeit** weiterhelfen. Demenzkranke und nahestehende Familienangehörige sollten **haftpflichtversichert** sein.

Autofahren sollte bei einer Hirnleistungsstörung unterlassen werden. Während bei einer leichten Demenz noch die Koordinationsfähigkeit beim Fahren (Lenken, Schalten, Bremsen) erhalten sein kann, können Schwierigkeiten vor allem in der Orientierungsfähigkeit und der schnellen und richtigen Einschätzung ungewohnter Verkehrssituationen auftreten. Schon eine Umleitung auf einer gewohnten Strecke kann dann zu erheblichen Problemen führen. Da es manchem Kranken sehr schwer fällt, auf das Autofahren zu verzichten, kann die Unterstützung eines Arztes hilfreich sein. Die Anweisungen eines Arztes werden oft eher befolgt.

Eine **freiwillige Prüfung der Fahrtauglichkeit** ist bei der Führerscheinstelle des TÜVs möglich. Diese Prüfung kann auch von Privatpersonen angeregt und dann amtlich angeordnet werden. Die Kosten müssen vom Prüfling selbst getragen werden.

Das Anbringen von Bettgittern, Gurten, das Einschließen, der Einsatz von Beruhigungsmitteln oder andere sogenannte **freiheitsentziehende Maßnahmen** sind nur mit Genehmigung des zuständigen Vormundschaftsrichters erlaubt. In Notfällen, wenn unmittelbare Gefahr für Leib und Leben droht und umgehend gehandelt werden muß, sind diese Genehmigungen so schnell wie möglich nachzuholen.

2.1. Vorsorgevollmacht

Bei einer leichten Demenzerkrankung ist der Kranke in der Regel zu einer freien Willensbestimmung in der Lage und kann die Tragweite umfassender Entscheidungen nachvollziehen. In dieser Situation empfiehlt es sich, eine **„Vollmacht"** für eine Person auszustellen, der der Kranke uneingeschränkt vertraut. Sie ermöglicht einer anderen Person, wichtige Entscheidungen zu treffen oder auch Unterschriften für den Kranken zu leisten, wenn er dazu nicht mehr selbst in der Lage ist. Die Vollmacht sollte notariell beglaubigt werden. Der Gesetzgeber hat die Möglichkeit der individuellen Vorsorge und deren Vorrang vor einer gesetzlichen Betreuung (s. u.) ausdrücklich bestätigt (§ 1896 Abs. 2 BGB).

Eine solche **Vorsorgevollmacht** empfiehlt sich im übrigen auch für gesunde Menschen, da bei unvorhersehbaren Ereignissen, wie z. B. einem Unfall mit längerer Bewußtlosigkeit, Entscheidungen anstehen können, die selbst Ehepartner ohne rechtliche Befugnis nicht treffen können. Für die Vorsorgevollmacht gibt es von verschiedenen Organisationen Formulare und Vorschläge. Es empfiehlt sich jedoch stets eine individuelle Lösung für den jeweiligen Vollmachtgeber, die von seinen persönlichen und finanziellen Bedingungen abhängt. Die Vorsorgevollmacht kann einzelne Bereiche, wie die Gesundheitsfürsorge oder die Aufenthaltsbestimmung, betreffen, oder auch als Generalvollmacht für alle Angelegenheiten erteilt werden. Die Vollmacht kann so formuliert werden, daß sie nur in ganz bestimmten

Situationen in Kraft tritt, daß stets zwei Bevollmächtigte handeln müssen oder daß der Bevollmächtigte von einem „Kontrollbetreuer" überwacht wird usw. Auch welche Vergütung der Bevollmächtigte erhält, kann festgelegt werden und vieles mehr. In aller Regel empfiehlt es sich, auch diese Vorsorgevollmacht notariell beurkunden zu lassen. Soll der Bevollmächtigte über Grundbesitz verfügen können, so ist eine notarielle Beglaubigung oder Beurkundung zwingend notwendig.
Wer keine so weitreichende Vollmacht erteilen will oder keine Vertrauensperson hat, kann auch für den Eintritt einer gesetzlichen Betreuung Vorsorge treffen und seine Wünsche für die Führung der Betreuung niederlegen (**Betreuungsverfügung** gemäß §§ 1901, 1901a BGB).

2.2. Gesetzliche Betreuung

Ist der Kranke bereits in einem Krankheitsstadium, in dem er keine Vorsorgevollmacht mehr ausstellen kann, muß eine **gesetzliche Betreuung** eingerichtet werden. Dies ist insbesondere dann notwendig, wenn wichtige Entscheidungen anstehen, die der Kranke selbst treffen sollte, aber nicht mehr voll verantwortlich treffen kann (Übertragung der Verfügung über ein Bankkonto, Regelung einer größeren Vermögensangelegenheit, Umzug in ein Pflegeheim, ärztliche Behandlung usw.).
Auch wenn im Alltag erhebliche Probleme auftreten, wie bei der Selbstversorgung oder bei Selbstgefährdungen, kann die Einrichtung einer gesetzlichen Betreuung durch das zuständige Vormundschaftsgericht notwendig werden.
Eine gesetzliche Betreuung entzieht einem Menschen keine Rechte, sondern unterstützt den Betreuten in genau festgelegten und begrenzten Bereichen. Der Betreuer vertritt ihn bei Entscheidungen, die zu seinem Wohl und möglichst in seinem Sinne getroffen werden müssen. Leitlinien für das Handeln des Betreuers sind eine vorhandene, vom Betreuten errichtete Betreuungsverfügung oder andere von ihm niedergelegte Anweisungen.

Der Betreuer im gesetzlichen Sinn pflegt gewöhnlich also nicht selbst den Kranken, sondern ist dessen **rechtlicher Vertreter** in vormundschaftsgerichtlich genau festgelegten und begrenzten Bereichen. Der Betreuer ist staatlich bzw. gerichtlich bestellter und vom Vormundschaftsgericht beaufsichtigter Bevollmächtigter.

Die Betreuung darf erst nach persönlicher Anhörung des Betroffenen durch den Vormundschaftsrichter und nach Vorlage eines ausführlichen Gutachtens angeordnet werden.
Das Vormundschaftsgericht überprüft von Amts wegen alle fünf Jahre, ob die Betreuung noch im gesamten Umfang aufrechtzuerhalten ist oder ganz oder teilweise eingeschränkt beziehungsweise aufgehoben werden kann.
Die gesetzliche Betreuung wird in der Regel einem nahestehenden Familienangehörigen übertragen, der sich zu dieser Aufgabe bereit erklärt. Nach dem Betreuungsgesetz ist grundsätzlich jeder Staatsbürger verpflichtet, das Amt eines Betreuers zu übernehmen (§ 1896 BGB). Sogenannte Berufsbetreuer sind in aller Regel als Juristen, Sozialarbeiter o. ä. ausgebildet und übernehmen diese gesetzlichen Betreuungen gegen Bezahlung. Hat der Betreute kein Vermögen, so werden die Berufsbetreuer aus der Staatskasse bezahlt.
Soweit der Betreute einsichts- und handlungsfähig ist, kann und soll er neben dem Betreuer in diesen Bereichen weiterhin handeln. Die Betreuung bewirkt demnach keine Entmündigung.

Wenn der Betreute sich jedoch durch sein eigenes Handeln persönlich oder finanziell erheblich gefährdet, kann für einzelne, im Gesetz bestimmte Bereiche ein **Einwilligungsvorbehalt** gem. § 1903 BGB zusätzlich vom Vormundschaftsgericht angeordnet werden. Im Bereich des Einwilligungsvorbehaltes kann dann nur noch der Betreuer für ihn entscheiden und handeln.
Meist werden dem Betreuer Entscheidungen für einen oder mehrere der folgenden Aufgabenbereich übertragen:

- die Gesundheitsfürsorge (Einwilligung in Heilbehandlungen, medikamentöse Behandlung),
- die Vermögensverwaltung (Bankkonten usw.),
- die Aufenthaltsbestimmung (Wohnungsauflösung, Aufnahme in eine Pflegeeinrichtung).

Die Entscheidungsbefugnis des Betreuers gilt jedoch nur, soweit der Betreute nicht widerspricht. Dieser Widerspruch ist nur dann unbeachtlich, wenn der Betreute für diesen Bereich nicht entscheidungsfähig ist. Der eventuelle Streit, ob der Betreuer oder der Betreute entscheidet, muß dann, trotz der zeitlichen Verzögerungen, gerichtlich entschieden werden.

Bei weitreichenden Entscheidungen und tiefen Einschnitten in den persönlichen Lebensbereich des Betreuten, wie dem Verkauf von Grundbesitz oder einer Wohnungsaufgabe, einer risikoreichen Operation oder sogenannten **freiheitsentziehende Maßnahmen** kann ein gesetzlicher Betreuer nicht allein handeln und entscheiden, sondern muß zusätzlich die förmliche **Zustimmung eines Vormundschaftsrichters** einholen.

Als **freiheitsentziehende Maßnahmen** kommen unter anderem in Betracht:

- das Anbringen von Bettgittern und Gurten,
- das Einschließen im Zimmer oder auf einer Pflegestation, wenn die Öffnung nicht jederzeit auf Wunsch gewährleistet ist,
- der Einsatz von Beruhigungsmitteln,
- Meldeanlagen, die das Verlassen eines Bewohners signalisieren,
- Einschränkungen der Bewegungsfreiheit durch seelischen Druck oder Androhung von Gewalt.

Freiheitsentziehende Maßnahmen bedürfen bei Demenzkranken generell auch in Notfällen und auch, wenn noch keine gesetzliche Betreuung eingerichtet ist, einer umgehenden vormundschaftsrichterlichen Genehmigung.

3. Aufsichtspflicht und Haftung

Für **Familienangehörige** oder auch andere nicht beruflich betreuende oder pflegende Personen besteht keine **allgemeine Aufsichtspflicht** für einen demenzkranken Menschen. Das heißt, für Gefahren, in die sich der Kranke bringt, oder Schäden, die er möglicherweise verursacht, kann in der Regel keine andere Person verantwortlich oder haftbar gemacht werden.

Besitzt der Kranke eine **Privathaftpflichtversicherung**, wird im Schadensfall entweder die Versicherung Schadensersatzleistungen übernehmen oder sie wird Schadensersatzansprüche des Geschädigten – notfalls auch vor Gericht – abwehren. Sie wird sich in diesem Fall darauf berufen, daß der Kranke aufgrund der Demenzerkrankung nicht für den Schaden verantwortlich gemacht werden kann und damit auch nicht haftbar ist. In diesem Fall geht der Geschädigte leer aus.

Ein Geschädigter kann dann über den Rechtsweg versuchen, bei Verheirateten dem Ehepartner eine Mitverantwortung und damit Haftung anzulasten, indem er sich auf den Grundsatz beruft, daß ein Haushaltsvorstand oder Ehepartner aufgrund seiner Stellung in der Familie verhindern muß, daß ein Mitglied seines Hausstandes oder sein Ehepartner einen Dritten verletzt. Ob dies von einem Gericht ebenso gesehen wird, hängt von den Einzelumständen ab. Es kommt darauf an, inwieweit die Schadensverursachung (oder Gefährdung) aufgrund der feststehenden Demenzerkrankung für den Ehepartner voraussehbar war und er Vorsorgemaßnahmen hätte treffen können (dazu zählt jedoch nicht das Einschließen in der Wohnung, da dies Freiheitsentzug und keine Vorsorgemaßnahme ist).

Zur Sicherheit sollten deshalb in jedem Fall sowohl der Kranke als auch dessen Ehepartner oder betreuendes Familienmitglied haftpflichtversichert sein.

Wird ein Familienangehöriger zum „gesetzlichen Betreuer" eines Demenzkranken bestellt, übernimmt er mehr Verantwortung für den Kranken. Aber auch hier beschränkt sich die Haftung auf die Aufgaben- oder Verantwortungsbereiche, die ihm vom Vormundschaftsrichter übertragen werden (in Zusammenhang mit der Veranlassung notwendiger medizinischer Behandlungsmaßnahmen, der Sorge um die Vermögensverhältnisse usw.). Das heißt, auch für gesetzliche Betreuer gibt es keine allgemeine Aufsichtspflicht, die jede mögliche Gefährdung oder Schadensverursachung mit einbezieht.

Ehrenamtlich tätige gesetzliche Betreuer sind im Rahmen ihrer übertragenen Aufgaben durch den Staat im Rahmen einer Sammelversicherung weitgehend haftpflichtversichert.

Ob darüber hinaus noch eine zusätzliche Absicherung notwendig ist, kann bei besonders „gefahrenträchtigen" Tätigkeiten nur im Einzelfall entschieden werden.

Fachkräfte, egal ob im Pflegeheim oder in der häuslichen Versorgung, können bei fahrlässigen Handlungen im Rahmen ihres beruflichen Auftrags haftbar gemacht werden.
Eine Pflegefachkraft, die einen schwer verwirrten Menschen im Rahmen

ihrer beruflichen Tätigkeit im Winter zu einem Spaziergang allein nach draußen schickt, könnte haftbar gemacht werden, da sie aufgrund ihrer Kenntnisse die entstehende Gefahr hätte erkennen müssen.
Andererseits kann weder ein Pflegeheim noch ein Mitarbeiter haftbar gemacht werden, wenn eine verwirrte Person unbemerkt die Einrichtung verläßt und unvorhersehbar sich selbst oder andere gefährdet.
Von Fachkräften wird eine gewissenhafte und fachkundige Ausführung ihrer beruflichen Tätigkeit erwartet. Sie sind weiterhin verpflichtet,

- ungeachtet ihrer Qualifikation Aufgaben abzulehnen, durch die sie sich überfordert fühlen,
- bei unzureichenden Arbeitsbedingungen eine schriftliche Überlastungsanzeige an ihren Vorgesetzten zu richten und
- vom Arbeitgeber angeordnete Maßnahmen fachlich zu prüfen.

In Pflegeeinrichtungen haftet nicht mehr der Kranke selbst für Schäden. Einrichtungen schließen grundsätzlich eine Haftpflichtversicherung für Schäden durch Bewohner ab. Nur, wenn der Kranke sich zeitweise außerhalb der Einrichtung befindet, ist wieder die Privathaftpflichtversicherung zuständig.

Zu rechtlichen Fragen bei Demenzerkrankungen gibt es eingehende und gut verständliche **Informationsbroschüren** bei den Alzheimer-Gesellschaften und Beratungsstellen.

VIII. Schlußbemerkung

Jede Beziehung entwickelt sich durch Individualität und Charakter aller Beteiligten. Die dargestellten Anregungen und Hilfen sind deshalb keine schematischen Anweisungen, sondern sollen die Auseinandersetzung mit dem eigenen Tun und Lernprozesse anregen.

Eine wichtige Bedeutung im Umgang mit Alzheimer-Kranken wie auch mit anderen Menschen haben Intuition, Einfühlungsvermögen, Vertrauen auf die Wahrnehmung der eigenen Gefühle, Echtheit und Natürlichkeit. Dazu gehört, sich auf einen Menschen einzulassen und in der Begegnung mit ihm zu lernen, aber auch Kritik auszuhalten und als Möglichkeit zur Weiterentwicklung anzunehmen.

Hilfe bei diesem oft schwierigen Lernprozeß ist das offene Gespräch mit Betroffenen und Helfern, wie es z. B. in Selbsthilfegruppen möglich ist.

Anhang

Alzheimer-Gesellschaften, Angehörigengruppen, Hilfs- und Beratungsmöglichkeiten

Die Anschriften der örtlichen und regionalen Alzheimer-Gesellschaften sowie weitere Informationen sind über den Bundesverband der deutschen Alzheimer-Gesellschaften, Die Deutsche Alzheimer-Gesellschaft, zu erfragen. Bei den örtlichen und regionalen können Auskünfte über die jeweiligen Hilfs- und Beratungsangebote eingeholt werden.

Deutsche Alzheimer Gesellschaft e.V.
Kantstr. 152
D-10623 Berlin
Tel.: 030 - 31 50 57 33; Fax: 030 - 31 50 57 35

Auskünfte über Hilfs- und Beratungsmöglichkeiten sind auch über Gesundheits- und Sozialämter, das Landratsamt, Einrichtungen von Wohlfahrtsverbänden am Wohnort bzw. im Landkreis (Arbeiterwohlfahrt, Caritasverband, Deutsches Rotes Kreuz, Deutscher Paritätischer Wohlfahrtsverband, Diakonisches Werk) zu erhalten.

Autoren

Dr. med. Dipl.-Psych. Jürgen D. Fischer
Klinik für Psychiatrie und Psychotherapie am Bürgerhospital
Tunzhofer Str. 14-16
D-70191 Stuttgart

Dipl.-Psych. Günther Schwarz
Alzheimer Beratungsstelle und Angehörigengruppe
Evangelische Gesellschaft Stuttgart e. V.
Büchsenstr. 34-36
D-70174 Stuttgart

Literatur

Biographie

Maurer, K. u. Maurer, U.: Alzheimer. Das Leben eines Arztes und die Karriere einer Krankheit. Piper Verlag, München 1999.

Zum Verständnis weiterer psychischer Veränderungen im Alter

Billig, N.: Depression im Alter. Fischer Taschenbuch, Frankfurt 1995.

Blonski, H.: Alte Menschen und ihre Ängste.: Ernst Reinhardt Verlag, München 1995.

Ders.: Wahn und wahnhafte Störungen im Alter. Ernst Reinhardt Verlag, München 1996.

Karl, F. u. Friedrich, I.: Partnerschaft und Sexualität im Alter. Steinkopff Verlag, Darmstadt 1991.

Kipp, J. u. Jüngling, G.: Verstehender Umgang mit alten Menschen. Fischer Taschenbuch, Frankfurt 1994.

Selbstberichte Alzheimer-Kranker

Bernlef, J./aus dem Niederländischen von Maria Csollany: Hirngespinste – Roman. Piper-Verlag, München 1988.

McGowin, D. F.: Wie in einem Labyrinth. Knauer Taschenbuch, München 1994.

Hilfen bei wichtigen Sachfragen

Schwarz, Günther: Ratgeberheft für Angehörige Demenzkranker und Fachleute, Nr. 1: Regelungen der Pflegeversicherung und Pflegetagebuch. Evangelische Gesellschaft Stuttgart e.V., Stuttgart 1998.

Ders.: Ratgeberheft für Angehörige Demenzkranker und Fachleute, Nr. 2: Rechtliche Regelungen. Evangelische Gesellschaft Stuttgart e.V., Stuttgart 1998.

Ders.: Ratgeberheft für Angehörige Demenzkranker und Fachleute, Nr. 3: Schwerbehindertenausweis, Steuererleichterungen und Sozialhilfeleistungen. Evangelische Gesellschaft Stuttgart e.V., Stuttgart 1998.

Ders.: Leitfaden zur Pflegeversicherung. Deutsche Alzheimer Gesellschaft e.V., Berlin 1999.

Weitere Broschüren werden herausgegeben von Alzheimer-Gesellschaften, Behindertenverbänden, dem Kuratorium Deutsche Altershilfe, dem Bundesministerium für Gesundheit sowie verschiedenen Länderministerien.

Beschäftigung, Anregung und Interaktion

Eisenburger, M.: Aktivieren und Bewegen von älteren Menschen. Meyer und Meyer Verlag, Aachen 1998.

Götte, R. und Lackmann E.: Alzheimer – was tun? Eine Familie lernt mit der Krankheit zu leben. Beltz Verlag, Weinheim 1991.

Günner, M., Döring, J.: Im Labyrinth des Vergessens – Hilfen für Altersverwirrte und Alzheimerkranke. Psychiatrie-Verlag, Bonn 1994.

Hatch, F., Maietta, L., Schmidt, S.: Kinästhetik-Interaktion durch Berührung und Bewegung in der Krankenpflege. DBFK Deutscher Berufsverband für Pflegeberufe, Eschborn 1994.

Schmidt-Hackenberg, U.: Wahrnehmen und Motivieren – Die 10-Minuten-Aktivierung für die Begleitung Hochbetagter. Vincentz Verlag, Hannover 1996.

Zgola, J.: Etwas tun! Die Arbeit mit Alzheimerkranken und anderen chronisch Verwirrten. Huber-Verlag, Bern1989.

Ratgeber zu Demenzerkrankungen (Klassiker und Standardwerke)

Buijssen, H.: Senile Demenz – Eine praktische Anleitung für den Umgang mit Alzheimer-Patienten. Beltz Psychologie Verlagsunion, Weinheim 1994.

Fuhrmann, I., Gutzmann, H., Neumann, E.-M., Niemann-Mirmehdi, M.: Abschied vom Ich – Stationen der Alzheimer Krankheit – Orientierungshilfen für Angehörige und professionelle Helfer. Verlag Herder, Freiburg 1995.

Grützner, H. (Deutsche Bearbeitung: R. Ihl und L. Fröhlich): Alzheimersche Krankheit – Ein Ratgeber für Angehörige und Helfer. Psychologie Verlagsunion, Weinheim 1992.

Mace, N.L. und Rabins, P. V.: Der 36-Stunden-Tag – Die Pflege des verwirrten älteren Menschen, speziell des Alzheimer-Kranken. Verlag Hans Huber, Stuttgart 1988.

Miesen, B.: „So blöd bin ich noch lange nicht!" - Was in geistig verwirrten älteren Menschen vorgeht – Information und Hilfe für Angehörige, Freunde und Pflegende. Thieme Verlag, Stuttgart 1996.

Erfahrungsberichte mit hilfreichen Anregungen

Anifantakis, H. und Tyler, J.: Manley – Das Leben einer Familie mit der Alzheimer Krankheit. Knauer Verlag, München 1993.

Feldmann, L.: Leben mit der Alzheimer-Krankheit. Piper-Verlag, München 1989.

Funke, A.: Mit einer Alzheimer-Kranken leben – Ein Erfahrungsbericht.: Luther-Verlag, Bielefeld 1998.

Klessmann, E.: Wenn Eltern Kinder werden und doch die Eltern bleiben – die Doppelbotschaft der Altersdemenz. Verlag Hans Huber, Stuttgart 1990.

Mogensen, I. F.: Weshalb antwortest Du nicht, Opa – Ein Buch für Kinder über Senilität. Vertrieb über die Deutsche Alzheimer Gesellschaft e.V. 1995.

Schmidt, A.: Meinen Namen weiß Oma schon lange nicht mehr. Elefantenpress 1999.

Abschied

Strohal, H. u. Strohal, W.: Komm, ich laß dich gehen. – Schwerkranke zu Hause pflegen. Eschbach Verlag 1992.

Allgemeine und medizinische Fachliteratur

Alzheimer Gesellschaft Mittelhessen e.V. (Hrsg.): Mensch sein. Mensch bleiben. Das Alzheimer Tageszentrum in Wetzlar – Ein Erfahrungsbericht.: Alzheimer Gesellschaft Mittelhessen e.V., Wetzlar 1997.

Deutsche Alzheimer Gesellschaft e.V. (Hrsg.): Stationäre Versorgung von Alzheimer Patienten – Leitfaden für den Umgang mit demenzkranken Menschen. Deutsche Alzheimer Gesellschaft e.V., Berlin 1996.

Nißle, Klaus: Psychisch krank im Alter – Die Versorgungssituation gerontopsychiatrischer Patienten in der BRD, Kuratorium Deutsche Altershilfe 1998.

Weis, S. u. Weber, G. (Hrsg.): Handbuch Morbus Alzheimer. Beltz Verlag, Weinheim 1997.

Zweifel, P. u. Felder, S. (Hrsg.): Eine ökonomische Analyse des Alterungsprozesses. Verlag Paul Haupt, Stuttgart 1996.

Hinweise zu ausleihbaren Videofilmen sowie zu weiteren Broschüren, Büchern und Fachartikeln sind über Alzheimer Gesellschaften und Alzheimer Beratungsstellen zu erfahren.

Im AGJ-Verlag sind erschienen:

Schriftenreihe

Nr. 1 Nichtseßhaftenhilfe. Ein psychosoziales Beratungs- und Behandlungsmodell der Erzdiözese Freiburg
Freiburg i. Br. 1975, 32 Seiten (vergriffen)

Nr. 2 Die psychosoziale Beratung und Behandlung suchtkranker Menschen und die Aufgabe der Theologie
H. Steckeler
Freiburg i. Br. 1978, 46 Seiten (vergriffen)

Nr. 3 Wirkung und Gefährlichkeit von Haschisch
Karl-Ludwig Täschner
2., neubearbeitete Auflage, Freiburg i. Br. 1983, 31 Seiten (vergriffen)

Nr. 4 Soziale Rollen und Delinquenzprobleme Heranwachsender
A. Kreuzer
Freiburg i. Br. 1981, 47 Seiten (vergriffen)

Nr. 5 Rauschzustände, Intoxikationen und Psychosen bei Drogenkonsumenten
Karl-Ludwig Täschner
Freiburg i. Br. 1982, 40 Seiten (vergriffen)

Nr. 6 Jugend – Sexualität – Kirche
Gregor Siefer, Johannes Gründel
Freiburg i. Br. 1983, 63 Seiten

Nr. 7 Notfälle bei Drogenkonsumenten – Erkennung und Behandlung
Karl-Ludwig Täschner
Freiburg i. Br. 1984, 60 Seiten

Nr. 8 Psychiatrische Krankheitsbilder
Karl-Ludwig Täschner, Dieter H. Frießem
4., neubearbeitete und erweiterte Auflage,
Freiburg i. Br. 1992, 163 Seiten

Nr. 9 Gewalt gegen Kinder
Reinhart Wolff, Hans-Jörg Albrecht, Peter Strunk
Freiburg i. Br. 1986, 54 Seiten (vergriffen)

Nr. 10 Zwischen Evangelium, Okkultismus und Esoterik
W. Schmidt, H.-D. Leuenberger, R. Bleistein, H. Steckeler
Freiburg i. Br. 1987, 61 Seiten

Nr. 11 AIDS – sozialer und ethischer Prüfstein für Kirche und Staat
Ulrich Bienzle, Ottmar Fuchs u.a.
Freiburg i. Br. 1988, 176 Seiten (vergriffen)

Nr. 12 Arbeit – Luxus, Lebenselexier und Last
Alfred Kieser, Rita Baur, Bernd Guggenberger, Dietmar Mieth
Freiburg i. Br. 1989, 70 Seiten

Nr. 13 Ich bin dir gut – wenn du mir nützt ...
A.-E. Imhof, K. Schwarz, E. Liebau, P. Spescha, M. Gronemeyer u. a.
Freiburg i. Br. 1990, 185 Seiten

Nr. 14 Ohne mich... Der Mensch im Spannungsfeld seiner Verantwortung
H. Steckler, R. Kanther, K. Homann, A. Ziegler, G. Klosinski u.a.
Freiburg i. Br. 1991, 130 Seiten

Nr. 15 Sexueller Mißbrauch von Kindern und Jugendlichen in der Familie
Maria Braun, Elisabeth Trube-Becker, Eugen Endress, Heinrich Pompey
Freiburg i. Br. 1991, 96 Seiten (vergriffen)

Nr. 16 Psyche und Chaos
Jugendliche im Umgang mit dem Okkulten
Walter von Lucadou, Walter Schmidt, Hans-Dieter Mutschler, Albert Lampe
Freiburg i. Br. 1992, 88 Seiten

Nr. 17 Alzheimer-Kranke verstehen – betreuen – behandeln
J. D. Fischer, G. Schwarz
Zweite, völlig neubearbeitete und erweiterte Auflage
Freiburg i. Br. 1999, 174 Seiten

Nr. 18 Konsumrausch
Der heimliche Lehrplan des Passivismus
Gerhard Scherhorn, Elmar Lange, Dietmar Mieth
Freiburg i. Br. 1994, 104 Seiten

Nr. 19 Doppelte Diagnose – halbe Hilfe
Möglichkeiten und Grenzen der Versorgung von
Suchtkranken und Doppeldiagnosen
K.-L. Täschner , G. Heydt, H. Zäpfel, A. Schlösser, J. Rink, D.R. Schwoon,
C. Vieten, G.A. Wiesbeck, J. Thome
Freiburg i. Br. 1994, 125 Seiten

Nr. 20 Lebensbrüche
Scheitern und Suizidalität
Reimer Gronemeyer, Jürgen Kind, Arno Gruen, Helmut Wetzel,
Cornelia Leitl, Ferdinand Holyba, Hans-Ulrich Pfeifer-Schaupp,
Marlene Neske, Elisabeth Nyberg, Manfred Wolfersdorf,
Thomas Giernalczyk, Rainer Welz
Freiburg i. Br. 1996, 192 Seiten

Sonderdruck

Von der Trotzmacht des Geistes
Elisabeth Lukas
Freiburg i. Br. 1993, 24 Seiten

Ratgeber

Spiel mal wieder – 50 ausgewählte Brett- und Gesellschaftsspiele

Hrsg. Akademie Remscheid, Arbeitsgemeinschaft für Gefährdetenhilfe und Jugendschutz in der Erzdiözese Freiburg e.V. (AGJ), Katholische Sozialethische Arbeitsstelle e.V. Hamm (KSA)
Fünfte, völlig neubearbeitete Auflage
Freiburg i. Br. 1996, 72 Seiten

Handbuch der Gewaltprävention

Hrsg. Klaus-Jürgen Reinbold, Bernhard Jans
im Auftrag des Familienbundes der Deutschen Katholiken
Freiburg i. Br. und Grafschaft 1997, ca. 500 Seiten